RUDOLF STEINER GESAMTAUSGABE

RUDOLF STEINER GESAMTAUSGABE

Abteilung B: Vorträge

III: Vorträge und Kurse zu einzelnen Lebensgebieten
Medizin

Herausgegeben von der
Rudolf Steiner Nachlassverwaltung

Band GA 315

RUDOLF STEINER

Heileurythmie

Acht Vorträge, gehalten in Dornach
vom 12. bis 17. April 1921, am 18. April 1921
und in Stuttgart am 28. Oktober 1922

RUDOLF STEINER VERLAG

Nach vom Vortragenden nicht durchgesehenen Nachschriften und Notizen,
herausgegeben von der Rudolf Steiner Nachlassverwaltung

Die Herausgabe der 6. Auflage besorgte Andrea Leubin
unter Mitarbeit von Wilburg Keller Roth.

Bibliografischer Nachweis bisheriger Ausgaben siehe Seite 197

Zeichnungen im Text:
Details aus den Original-Wandtafelzeichnungen von Rudolf Steiner
sowie aus dem Stenogrammblock von Helene Finckh

Band GA 315

6., durchgesehene und erweiterte Auflage 2021

Druck: Beltz, Bad Langensalza
ISBN 3-7274-3153-1

www.steinerverlag.com

Zu den Veröffentlichungen aus dem Vortragswerk von Rudolf Steiner

Rudolf Steiner hat seine Vorträge stets frei, also ohne Manuskript, gehalten. Viele seiner Vorüberlegungen hielt er lediglich in Stichworten, manchmal auch in kurzen Sätzen, Schemata oder Skizzen in seinen Notizbüchern fest, ohne daß er sie weiter schriftlich ausgearbeitet hatte. Nur in ganz wenigen Fällen liegen vorbereitete schriftliche Zusammenfassungen vor, die für Übersetzer bestimmt waren. Er hat jedoch der Veröffentlichung von Mitschriften seiner Vorträge zugestimmt, auch wenn er selbst nur einige wenige für den Druck vorbereiten konnte.

Die in der Rudolf Steiner Gesamtausgabe veröffentlichten Vorträge basieren in der Regel auf Übertragungen stenographischer Aufzeichnungen, die während des Vortrags von Zuhörern oder hinzugezogenen Fachstenographen angefertigt wurden. Verschiedentlich – dies gilt vor allem für die Anfangsjahre seiner Vortragstätigkeit, etwa bis 1905 – dienen auch Notizen und Referate von Zuhörern als Textgrundlage. Für die Drucklegung werden die Übertragungen in Langschrift oder die Zuhörernotizen von den Herausgebenden einer eingehenden Prüfung unterzogen, insbesondere hinsichtlich Sinn, Satzbau und Genauigkeit der Wiedergabe von Zitaten, Eigennamen oder Fachbegriffen. Bei auftretenden Komplikationen, wie zum Beispiel nicht entschlüsselbaren Satz- und Wortgebilden oder Lücken im Text, werden, soweit vorhanden, die Originalstenogramme zur Abklärung hinzugezogen.

Spezifisches zur Textgestalt und Textredaktion sowie zur Entstehungsgeschichte findet sich am Schluß des Bandes.

Zu den Tafelzeichnungen: Die Original-Wandtafelzeichnungen und -beschriftungen Rudolf Steiners zu den Vorträgen in diesem Band sind erhalten geblieben, da die Tafeln damals mit Papier bespannt wurden. Sie sind als Ergänzung zu den Vorträgen im Anhang dieses Bandes und im Band XXII der Reihe «Rudolf Steiner – Wandtafelzeichnungen zum Vortragswerk», Dornach 1991, wiedergegeben, worauf hier an den betreffenden Textstellen durch Randvermerke (T) verwiesen wird.

Die Herausgeber

INHALT

Vorträge über Heileurythmie

gehalten für Ärzte und Medizinstudenten

ANHANG

Vorbemerkung der Herausgeber zur Neuauflage 2003

«Was sollte man mit Kindern, die sehr leicht schwindelig werden, tun beziehungsweise sie machen lassen?» Diese Frage wurde bereits im allerersten Eurythmie-Kurs im Jahre 1912 (GA 277a, S. 21) an Rudolf Steiner gestellt, woraufhin dieser eine liegende Lemniskate, erst langsam, dann immer schneller werdend, zeichnete, «so wie sie das Kind der Nase nach laufen sollte». Die erste heileurythmische Übung war geboren. Damit tat sich für die Eurythmie ein Wirkungsfeld auf, das im April 1921 mit den in diesem Band vorliegenden Vorträgen seine wissenschaftlichen Grundlagen erhielt und seitdem – bei fortlaufender Weiterentwicklung – als eigenständige Therapierichtung zur Anwendung kommt.

Die Eurythmie, von Rudolf Steiner in enger Zusammenarbeit mit Marie Steiner-von Sivers als «eine Art Raumbewegungskunst» intendiert, wurde nach und nach zu einer eigenständigen Bühnenkunst ausgestaltet. Nach ersten Auftritten im Rahmen von Rudolf Steiners Mysteriendramen in München sowie mit eigens hierfür gestalteten Programmen in Dornach und Berlin, kam es am 24. Februar 1919 zur ersten öffentlichen Eurythmieaufführung im Zürcher Pfauentheater, die zum Ausgangspunkt für Gastspielreisen in der Schweiz und in Deutschland wurde. Im gleichen Jahr, im September, öffnete in Stuttgart die erste Waldorfschule ihre Pforten mit dem neuen Pflichtfach Eurythmie. Da die Eurythmielehrerin, Elisabeth Baumann, bei den ihr anvertrauten Kindern immer wieder erhebliche Schwächen physischer und psychischer Art feststellen mußte, hatte sie sich verschiedentlich bei Rudolf Steiner Rat eingeholt, um ihre Arbeit wirkungsvoller gestalten zu können. Ermutigt durch den Arzt H. A. R. van Deventer wandte sie sich, zusammen mit der Eurythmistin Erna van Deventer-Wolfram, im Januar 1921 an Rudolf Steiner mit der Frage, «ob er nicht so etwas wie eine therapeutische Eurythmie [...] systematisch lehren wollte». Einige Wochen später, nachdem sowohl brieflich als auch im persönlichen Kontakt Näheres erörtert worden war, gab Rudolf Steiner seine Zusage und gliederte dem für April 1921 schon geplanten zweiten Ärztekurs eine Vortragsreihe zum Thema Heileurythmie an. Und so sprach er am Vormittag zu den Ärzten und am Nachmittag zu Eurythmisten und Ärzten. Zur Entstehungsgeschichte siehe auch die im Anhang des vorliegenden Bandes veröffentlichten Berichte.

Sinn und Zweck dieser Vorträge war, den Ärzten und Eurythmisten das «empirische Material» in die Hände zu geben, das ihnen ermöglicht, auf der Grundlage einer exakten Erkenntnis «des gesunden und kranken Menschen» die entsprechenden therapeutischen Maßnahmen zu ergreifen. Die Einbindung der Vorträge in den zweiten Ärztekurs macht deutlich, daß die Heileurythmie, die «eigentlich ausgeübt werden soll vom Arzte oder der Ärztin selbst», nur in enger Zusammenarbeit von Arzt und Eurythmist, «nur im Einklang mit der fachmännischen ärztlichen Wissenschaft ausgeübt werden sollte.» (Siehe den Vortrag vom 28.10.1922 im vorliegenden Band.)

Die Vorträge über Heileurythmie waren von der Berufsstenografin Helene Finckh mitstenografiert worden. Stellt das exakte Mitschreiben über eine Vortragsdauer von mehr als einer Stunde ohnehin schon große Anforderungen an das Können eines Stenografen, so kam bei diesem Kurs noch erschwerend hinzu, daß in die Vorträge immer wieder Demonstrationen einzelner Übungen durch zwei Eurythmistinnen eingeschoben wurden, womit sich jeweils der Duktus der Rede veränderte und verschiedentlich die Satzgefüge nicht unbedingt verbal, sondern visuell, also im Hinschauen auf die eurythmischen Darbietungen, ihre Vollendung fanden. Dies alles erschwerte eine kontinuierliche wortwörtliche Aufnahme durch die Stenografin, weshalb die Herausgeber im Laufe der Jahre immer wieder bemüht waren, den Sinn zu rekonstruieren und mal mehr, mal weniger intensiv die vorliegenden Textgrundlagen bearbeiteten. Daß hierbei unter Umständen feine Nuancen hinwegretouchiert wurden, wird nachvollziehbar, wenn man sich die Unterschiede der Textfassungen bereits im ersten Satz vergegenwärtigt. So war in früheren Versionen die Rede von ersten Keimen «einer Heileurythmie», während es in der hier vorliegenden Fassung heißt, daß Rudolf Steiner die ersten Keime «einer *Art* Heileurythmie» andeuten möchte.

Angesichts der unbefriedigenden Textlage vorangehender Auflagen haben sich die Herausgeber entschlossen, die sechs Vorträge des Heileurythmie-Kurses anhand des Stenogrammes und der Übertragung in Langschrift noch einmal Wort für Wort zu überprüfen. Das Ergebnis ist die hier vorliegende Textgestalt, die zwar auf den ersten Blick nicht so flüssig wie in vorangehenden Auflagen erscheint, jedoch dafür den ursprünglich festgehaltenen Wortlaut so exakt wie möglich wiedergibt und damit auch die Quellenlage für den Leser transparenter macht. Zugleich werden der Rhythmus der Rede und die Hervorhebungen einzelner Begriffe oder Aussagen durch ihre besondere Stellung im Satzbau sowie durch die wieder eingefügten Wiederholungen deutlicher nachvollziehbar, was ein wenig von jener Atmosphäre erlebbar werden läßt, die das Wesen eines solchen Kurses ausmacht. Einige wenige Texteingriffe seitens der Herausgeber waren dennoch unumgänglich, veranlaßt entweder durch Lücken oder – trotz intensivster Bemühungen – unklar gebliebener Stellen im Stenogramm. Sie sind, abweichend von früheren Editionsgepflogenheiten, jeweils in Fußnoten auf der entsprechenden Textseite nachgewiesen.

Walter Kugler

Zeichenerklärung

(...) = Ergänzung der Stenografin
[...] = Ergänzungen der Herausgeber
T = Tafelzeichnung
ST = Zeichnung aus dem Stenogrammblock

HEILEURYTHMIE-KURS

ERSTER VORTRAG

Dornach, 12. April 1921

Ich möchte mit diesen Nachmittagsstunden die ersten Keime – möchte ich sagen – einer Art *Heil*-Eurythmie andeuten. Wir werden dazu heute eine Art Einleitung haben, um dann dasjenige, was wir da gewinnen, überzuleiten in den nächsten Tagen in bestimmte Formen. Ich möchte einiges Prinzipielle zunächst bemerken. Dasjenige, was bisher getrieben worden ist als Eurythmie, ist Eurythmie als Kunst; und als eurythmische Kunst ist sie zu gleicher Zeit dasjenige, was auch von der Pädagogik und Didaktik als Eurythmie für Kinder akzeptiert werden muß. Denn dasjenige, was bisher entwickelt worden ist als Eurythmie, das ist durchaus hervorgeholt aus der Gestalt des gesunden Menschen. Und wir werden sehen, wie sich ergeben werden gewisse Anhaltspunkte, um ein Hygienisch-Therapeutisches aus dem Eurythmischen heraus zu gewinnen, wie sich manche künstlerische Formen werden nach der einen oder nach der andern Richtung metamorphosieren, um eben zu dem zu werden, was man eine Art Heileurythmie nennen kann.

Es wird natürlich prinzipiell notwendig sein zu betonen, daß diese künstlerische Eurythmie, die im wesentlichen ein Ausleben desjenigen ist, was elementar in der Gestalt und in den Bewegungstendenzen des menschlichen Körpers liegt, daß diese künstlerische Eurythmie sowohl für den Anblick, wie auch eben für die Ausbildung des gesunden menschlichen Organismus, für das seelisch-geistig-körperliche Ausbilden des gesunden menschlichen Organismus als das Richtige angesehen werden muß. Aber man kann eben hinarbeiten nach einer Heileurythmie, welche sehr weit gehen kann in der Behandlung von irgendwelchen chronischen und auch akuten Zuständen, die aber namentlich auch in dem Fall sich als sehr zweckmäßig und wichtig erweisen wird, wenn wir uns bemühen, heranrückende Krankheiten, Anlagen zu Krankheiten, gewissermaßen prophylaktisch eurythmisch zu behandeln. Da haben wir dann allerdings ein Element gegeben, wo das didaktisch-pädagogische Element der Eurythmie wird übergehen müssen allmählich in das hygienisch-therapeutische.

Für diejenigen aber, die künstlerische Eurythmie treiben wollen, möchte ich ausdrücklich betonen, daß sie in intensivster Weise, wenn sie eurythmische Kunst treiben wollen, das werden vergessen müssen, was sie sich in diesen Stunden hier aneignen. Denn gerade auf diesem Gebiet wird man im strengsten Sinne auseinanderhalten müssen dasjenige, was zu hygienisch-therapeutischem Ziel angestrebt wird, und dasjenige, was in der Eurythmie als das Künstlerische angestrebt werden muß. Und wer beides wird durcheinanderwerfen wollen, wird sich erstens seine eurythmische Künstlerschaft zerstören und zweitens in bezug auf das therapeutisch-hygienische Element nichts Besonderes erreichen können. Es wird ja ohnedies, wie die folgenden Stunden zeigen werden, notwendig sein, daß man, um das hygienisch-therapeutische Element der Eurythmie anzuwenden, dazu gewisse Kenntnisse, die wie in eine Art Gefühl für die Bildung des menschlichen Organismus übergehen, daß man solche physiologischen Kenntnisse beim Anwenden, beim praktischen Anwenden, durchaus wird haben müssen.

Nun, nachdem ich das vorausgeschickt habe, möchte ich, wie es sich mir angemessen erweist, gerade für die Ziele, denen wir hier entgegenstreben, etwas genauer eingehen auf dasjenige, was nun der menschlichen Eurythmie überhaupt zugrunde zu legen ist. Wenn man verstehen will, was Eurythmie nach ihren verschiedensten Inhalten ist, muß man zunächst sich ein gewisses Verständnis erwerben für den menschlichen Kehlkopf. Die andern Sprachorgane werden wir gerade im Verlaufe unserer Übungen im Zusammenhang mit dem menschlichen Kehlkopf kennenlernen. Aber das erste, das wir uns aneignen müssen, wird sein müssen eine gewisse Kenntnis des menschlichen Kehlkopfes und seiner ganzen Bedeutung für die menschliche Organisation überhaupt. Man ist viel zu sehr geneigt, ein einzelnes menschliches Organ wie eine Sache für sich zu betrachten. Das ist es aber nicht. Das ist kein menschliches Organ. Jedes menschliche Organ ist ein Glied der Gesamtorganisation und zu gleicher Zeit eine metamorphosische Umänderung gewisser anderer Organe. Im Grunde genommen ist jedes für sich abgeschlossene menschliche Organ eine Metamorphose der andern für sich abgeschlossenen menschlichen Organe. Da haben wir allerdings die Sache so, daß gewisse menschliche Organe und Organgruppen sich erweisen als genauer, präziser, möchte ich sagen, den Charakter der Metamorphose mehr in sich tragend, andere weniger.

Aber ein solches Beispiel, wo wir nur durch eine richtig verstandene Metamorphose eindringen können von einem Organ aus in das Wesen des menschlichen Organismus, das ist der Kehlkopf. Erinnern Sie sich nur einmal aus Ihren anatomischen und physiologischen Erkenntnissen, wie eigenartig dieses Organ des menschlichen Kehlkopfes gestaltet ist.

Es ist dasjenige, was ich sagen will, nur durch ein, ich möchte schon sagen, goethehaftes Anschauen dieses menschlichen Kehlkopfes zu gewinnen. Aber wenn Sie sich bemühen, dieses goethehafte Anschauen der betreffenden Organe, auf die wir jetzt rekurrieren wollen, anzustreben, so werden Sie sehen, daß es damit geht. Wenn Sie den Kehlkopf zunächst nehmen als eine nach oben gerichtete Fortsetzung der Luftröhre, so werden Sie als Charakteristisches finden, wenn Sie ihn seinen Formen nach studieren, daß er ist ein umgewendetes, von vorne nach rückwärts gewendetes Stück der menschlichen Organisation; von einem andern Orte ein anderes Stück menschlicher Organisation umgewendet. Stellen Sie sich vor: das Hinterhaupt des Menschen, mit Einschluß der Gehörpartie; und denken Sie sich das, was Sie sich da vorstellen als Hinterhaupt des Menschen mit Einschluß der Gehörpartie, insofern sie in diesem Teil des Menschen lokalisiert ist, mit Ausschluß des Vorderhirns zunächst, und fortgesetzt nach unten so, daß es übergeht in den menschlichen Brustkorb mit seinen Rückenwirbeln, aber mit dem Ansatz der Rippen, die vorne das viel weichere Brustbein haben, das überhaupt unten ganz wegfällt. Also, Sie stellen sich dieses Organsystem vor, das weniger genau abgegrenzt ist, das ich jetzt angeführt habe: der rückwärtige Teil des Kopfes, einschließlich der Gehörpartie, hinunter erweitert zum Brustkorb.

Und nun denken Sie sich diese Partie etwas ummetamorphosiert; denken Sie sich namentlich sehr klein geworden den Durchmesser der Rippen. Denken Sie sich dasjenige, was sehr weit ist an den Rippen, am Brustkorb, hier zu einer Röhre verwandelt, das Knochige ins Knorpelige umgesetzt. Und denken Sie sich für dasjenige, was ich als Kopfpartie abgesondert habe, denken Sie sich ersetzt dasjenige, was im Kopf wirklich ausgefüllt ist mit einer flüssig-festen Masse. Das denken Sie sich ausgefüllt so, daß die weniger ausgefüllten Partien des Hauptes, daß die dort mehr löcherig gebliebenen Partien des Hauptes, daß diese ausgegossen wären und dann dasjenige wegbliebe, was jetzt ausgefüllt ist mit etwas dickerer

Gewebemasse. Dann, wenn Sie sich diese Ummetamorphosierung denken dieses Teiles des menschlichen Organismus, dann bekommen Sie die Kehlkopfmetamorphose: ein umgedrehtes Hinterhaupt mit daran angesetztem Brustkorb. Die Fortsetzung in den Kehlkopf nach oben ist wirklich eine Art Hinterkopf, metamorphosiert. Es ist so, daß die Bildekräfte, die ätherischen Bildekräfte für den Kehlkopf tatsächlich ein Umwenden vollziehen, wenn wir sie vergleichen mit denjenigen, die die Bildekräfte sind für die angezeigte Partie des Hinterhauptes mit dem Brustkorb daran. Wir tragen gewissermaßen in unserer Brust, mit dem Kehlkopf, wenn wir die Sache ätherisch betrachten, einen zweiten Menschen, der allerdings in einer gewissen Weise verkümmert ist, aber die Ansätze, das Verkümmerte doch in einer gewissen Ausbildung zu haben, sogar in sich trägt.

T 1

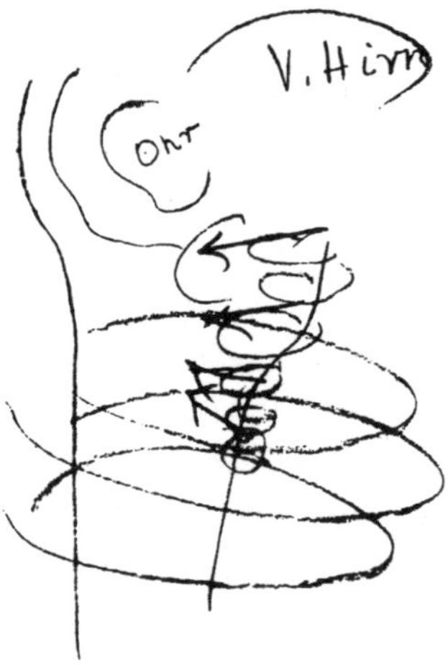

Würde dasjenige, was ich Ihnen geschildert habe, wiederum zurückgewendet und als Hinterkopf erscheinen, so würden ja nach den Bildungskräften sich nach vorne ansetzen müssen die Vorderhirnpartien. Diese Tendenz, so etwas anzusetzen, ist beim Kehlkopf auch vorhanden. Deshalb hat der Kehlkopf in seiner Nachbarschaft die Schilddrüse. Und dasjenige, was Ihnen in der neueren Physiologie entgegentritt als die eigentümlichen Bedingungen der Schilddrüse, das werden Sie metamorphosisch verstehen, wenn Sie in der Schilddrüse sehen können eine Art dekadentes Vorderhirn, das gewissermaßen Funktionen hat, die es beim sprechenden

Menschen dem Vorderhirn abnimmt. Es muß mittun die Schilddrüse mit dem Vorderhirn im Zusammenwirken. Wenn sie also in irgendeiner Weise krankhaft ist, so können Sie sich leicht vorstellen, was da für Zustände eintreten müssen, weil der Mensch, indem er eben die Schilddrüse hat, einfach daraufhin organisiert ist, sie als ein mehr dem Brustmenschen angehöriges Denkorgan mitzuverwenden.

Nun ist dasjenige, was ich als die ätherischen Bildekräfte bezeichnet habe, die da wirken, um diesen zweiten Menschen, der sich so umgekehrt in uns hineinsetzt, um diesen zweiten Menschen zustande zu bringen, – diese ätherischen Bildekräfte, die sind in der Tat sehr differenziert. Und es ist so, daß, wenn in uns zustande kommt die Atmung und sich auslebt die Atmung im Sprechen oder Singen, wenn also diese – von einem gewissen Standpunkte aus muß man es durchaus so nennen – modifizierte Atmung im Sprechen und Singen, wenn sich diese auslebt, dann ist das ganze Organsystem des Menschen, das ich zuerst gezeichnet habe, im Hinterhaupte und so weiter bis in die Brust hinein in einer solchen inneren Bewegung, daß diese Bewegung ihre Reflexe erlebt in der Kehlkopforganisation. Und wir haben dann uns vorzustellen, daß dasjenige, was durch dieses ganze System – das ist auch nichts anderes mit dem Ohr zusammen als ein Kehlkopf, nur metamorphosiert, da ist ein Vorderhirn – daß dieses ganze System hier gewisse Wirkungen hervorruft, die sich reflektieren. So daß unser Kehlkopf dasjenige als Kräfte nach rückwärts eurythmisiert, was wir denken, fühlen und so weiter. Diese Eurythmie ist tatsächlich in uns vorhanden.

Unser Kehlkopf eurythmisiert, und wir haben dann die Aufgabe, dasjenige, was sinnlich-übersinnlich da durch diese Reflexion des Kehlkopfes zustande kommt, das wiederum umzudrehen und zu übertragen nun ins Sichtbare, so daß durch unsere Arme dasjenige zum Ausdruck kommt, was wiederum das Zurückübertragene ist. Wir haben es also da tatsächlich zu tun mit etwas, was aus der menschlichen Organisation unmittelbar hervorgeholt ist.

Man muß sich nun bewußt werden, daß damit hingedeutet ist auf dasjenige Organ, welches gewissermaßen wie ein anderer Kopf mit seiner Fortsetzung nach unten in die rhythmische Organisation hineinverlegt ist. Unser gewöhnlicher Kopf, der mehr oder weniger denkerische Kopf, unser gewöhnlicher Kopf, der hat die Eigentümlichkeit, dasjenige, was als Rhythmisches in ihn heraufschlägt, namentlich durch den Arachnoidalraum, was eine Fortsetzung der Atmung ist, was da in ihn heraufschlägt, das zur Ruhe zu bringen, das in Ruhe zu verwandeln. Dadurch, daß das in Ruhe verwandelt wird, was unten Bewegung ist im rhythmischen System, daß also Gleichgewichtslage entsteht, Statisches entsteht aus dem Bewegten, sich gegenseitig in der Bewegung Bedingenden, aus dem Dynamischen, daß also Statisches entsteht in unserem Haupt aus dem Dynamischen, dadurch ist das Denken bedingt.

Und umgekehrt wiederum, umgekehrt ist es so, daß dasjenige, was wir in der Ruhe des Hauptes entwickeln, in der Statik des Hauptes entwikkeln, daß das zurückwirkt auf die Dynamik des rhythmischen Menschen und zwar im wesentlichen zunächst verlangsamend. Es ist in der Tat so, daß unnatürliche Anstrengung des Seelisch-Geistigen durch das Haupt verlangsamend wirkt auf die Zirkulation. Und eine weitere Folge davon ist, daß chaotisches Denken, schlampiges Denken, daß das die Rhythmie in Arrhythmie verwandelt, den natürlichen Rhythmus, der sich im rhythmischen System des Menschen abspielen soll, in Arrhythmisches verwandelt, sogar dann, wenn es ausartet, eben in Antirhythmisches. Und beobachten muß man den Zusammenhang, wenn man den Menschen verstehen will, zwischen dem Zirkulations- und Atmungssystem und dem schlampigen, chaotischen Denken und auch dem logischen Denken. Denn das logische Denken als solches hat in sich die Tendenz, den Rhythmus zu verlangsamen, träge zu machen. Das logische Denken hat den Eigensinn, aus dem Rhythmus herauszufallen. Daher wird dasjenige Seelenleben, das wiederum in den Rhythmus hineinfallen will, das wird über die bloße Logik hinausstreben und wird versuchen, Sätze, Verse so zu gestalten, daß sie nicht im Sinne der Syntax, sondern im Sinne des Rhythmus ablaufen. Indem man von der Prosa, die die Feindin des Rhythmus ist – wenn sie nicht gerade rhythmische Prosa ist –, in der Poesie wiederum zurückstrebt zum Rhythmus, versucht man wiederum menschlicher zu werden. Ich behaupte ja nicht, daß man nach der Tierseite hin durch das Logische sich entwikkelt. Sie können sich immerhin, wenn Sie wollen, vorstellen, daß man sich zum Engelhaften entwickele. Aber eben, wenn man wiederum vom Logischen zurückstrebt zum Menschlichen, so handelt es sich darum, daß man in die Aufeinanderfolge der Silben, in die Silbenbewegung, in die Lautbewegung, in die Satzgestaltung wiederum das hineinbringt, was nicht die Logik, nicht die Syntax fordert, sondern was der Rhythmus fordert. Wir müssen hören auf den rhythmischen Menschen, wenn wir in die Poesie zurück wollen, wir müssen hören auf den Kopfmenschen, wenn wir in die Prosa rücken wollen.

Das wird Ihnen andeuten, wie in der Tat ein Zusammenhang ist zwischen dem ganz offenbaren Menschenteil, den ich Ihnen geschildert habe, und dem, der sich als eine Metamorphose dieses Menschenteiles etwas verbirgt. Aber in uns ist er, dieser Eurythmiker, der als Ätherleib des Kehlkopfes eine ganz deutliche Eurythmie ausführt, was aber, wie Sie aus alledem entnehmen können, das ich Ihnen dargestellt habe, innig nun zusammenhängt mit der normalen Ausbildung unseres Atmungssystems, unseres ganzen Zirkulationssystems und damit natürlich sogar auf dem Umwege durch das Zirkulationssystem mit dem Stoffwechselsystem.

Nun handelt es sich darum, daß alle möglichen Anlässe gegeben sind, daß diese ganz komplizierte Einrichtung, auf die ich Sie hier hingewiesen habe, auf dieses Ineinanderpassen eines nach vorne strebenden und eines nach rückwärts* strebenden Systems, daß diese Einrichtung sehr leicht aus den Fugen kommen kann. Man kann eigentlich sagen, sie ist bei den wenigsten Menschen unserer heutigen Kultur in den Fugen, und es wird nötig sein, sich in dieser Richtung eine gewisse Beobachtungsgabe anzueignen aus dem Grunde, weil, wenn zum Beispiel im kindlichen Alter die obere, die Kopforganisation des Menschen so gehandhabt wird, daß die Sünde wider die rhythmische Organisation zu groß wird, weil dann tatsächlich, indem sich in der menschlichen Organisation, ich möchte sagen, lawinenartig die kleinen Anlässe zu großen Wirkungen ausbilden, weil dadurch tatsächlich alles mögliche im späteren Alter entstehen kann, einfach durch eine Unregelmäßigkeit im Zusammenhang desjenigen, was ich jetzt geschildert habe.

Es ist zum Beispiel von einer außerordentlichen Bedeutung, wenn man einmal Kinder daraufhin ansieht, inwiefern sie das mehr unbewußte Leben in Rhythmen in ihrem ganzen Seelenleben vorherrschend haben gegen-

* Das Wort «rückwärts» steht in der Wiener Umgangssprache für «hinten».

über dem beruhigenden Element der Kopforganisation. Haben sie das, herrscht vor das rhythmische System, prädominiert es, dann muß man wirklich darauf aufmerksam werden, ob nicht da in der Erziehung des Kindes etwas zu geschehen habe. Zeigt sich das nach und nach wie habituell, dann ist es notwendig, daß etwas geschieht; nämlich dann ist notwendig, daß man mit dem Kind, das durch die Anomalie, auf die ich eben hingedeutet habe, immer aufgeregter und aufgeregter wird – wenn es immer zappeliger und zappeliger wird, wenn man nichts anfangen kann mit ihm –, dann ist es notwendig, daß man versucht, in seine ganze Organisation etwas Jambisches hineinzubringen. Und man kann das dadurch, daß man das Kind gehen läßt so, daß es immer mit vollem Bewußtsein – es muß dazu angeleitet werden – als erstes nach vorne bewegt den linken Arm und die linke Hand, nachher den rechten Arm, so daß das bewußter wird. Aber es muß das Bewußtsein haben: das ist der erste und ist der erste gewesen. Während der ganzen Übung muß das Bewußtsein vorherrschen: das war der erste und bleibt der erste; es hat angefangen mit dem Linken. Man kann dann das Ganze unterstützen dadurch, daß man es eben gehen läßt und ausschreiten läßt mit dem linken Bein und das rechte nachziehen läßt, so daß sich die Handübung – es kann ja das dann morgen noch hier geübt werden im Zusammenhang mit etwas anderem – so daß sich die Handübung und Armübung in der Tat anschließen der Beinübung und Fußübung*, die dann nur eine Unterstützung ist. Das Wesentliche, worauf es ankommt, das ist schon die Armübung. Man kann das Kind in dieser Weise jambisch, wie man es nennen kann, üben lassen, dann wird man sehen, wenn man solche Übungen lange genug fortsetzt, daß sie beruhigend wirken auf ein zappeliges Kind, auf ein aufgeregtes Kind und dergleichen.

Aus Ihren eurythmischen Kenntnissen heraus könnten Sie etwa sagen: Sie lassen das Kind mit dem linken Arm ein halbes A machen und dann dieses halbe A abschließen zu einem ganzen A mit dem rechten Arm, und so fort, indem das Kind dabei in Bewegung ist und das A nicht auf einmal zustande kommt, sondern es eben nach und nach, aus Mitbewegendem bestehend, nacheinander zustande kommt.

* Bisher: «... so daß sich *der* Handübung und Armübung in der Tat anschließen *die* Beinübung und Fußübung ...».

Haben Sie aber ein Kind, welches phlegmatisch ist, welches nichts auffassen will – unsere Waldorflehrer kennen diese Kinder sehr gut, sie können einen manchmal ganz leise zur Verzweiflung bringen, sie hören eigentlich alles nicht, was man ihnen sagt, es geht alles an ihnen vorbei –, [dann] würden wir gut tun, wenn man dieses Kind trochäisch behandelt, nämlich jetzt umgekehrt. Natürlich kann man nicht gleich vom Anfange an alles machen; das ist ein Element, das schon in die Waldorfpädagogik auch noch hineinkommen wird. – Man läßt dieses A entstehen so, daß das Kind weiß: Zuerst rechter Arm, linker Arm, rechter Arm, linker Arm, und dann wiederum: Rechtes Bein vorsetzen, linkes nachziehen, also die Armbewegung, die sich zum A formt, aber zum nacheinander entstehenden A formt, diese durch die Beinbewegung, Fußbewegung unterstützen lassen. Es ist ganz besonders darauf zu achten, daß diese Dinge so gemacht werden, daß sie im Bewußtsein des Kindes leben, daß das Kind also wirklich das Bewußtsein hat das eine Mal: der linke Arm war der erste, das andere Mal: der rechte Arm war der erste.

Sie werden finden, daß diese Dinge für einen dann schwer verständlich werden, für das innere Begreifen Schwierigkeiten bieten, wenn man ganz und gar im heutigen Sinne Physiologe ist. Wenn man im heutigen Sinne Physiologe ist und glaubt, alles Seelenleben des Menschen wäre durch das Nervensystem vermittelt, wenn man also nicht weiß, daß das Fühlen durch das rhythmische System vermittelt wird und nur das Vorstellen durch das Nerven-Sinnessystem, und durch das Stoffwechselsystem vermittelt wird das Wollen, wenn man diese Dinge nicht kennt, dann kann man sehr schwer sich zu der Vorstellung durchringen, was es für das ganze seelisch-geistige Wesen und auf der andern Seite auch für das leiblich-physische Wesen beim Menschen für eine Bedeutung hat, was an irgendeiner Stelle des menschlichen Leibes geschieht. Derjenige, der auf einem solchen Felde wirklich sich Beobachtungsgabe aneignet, der weiß: Wenn einer ungeschickt ist in irgend einer Hand, daß er, wenn er ungeschickt ist in der Fingerbewegung und dergleichen, auch zeigt [eine] ganz bestimmte Denkart, die man vergleichen kann mit dem, was in den Fingern geschieht. Und sehr interessant ist wirklich, den Zusammenhang zu studieren zwischen der Art und Weise, wie jemand den Armmechanismus und die Fingerphysiognomie beherrscht, mit dem, wie er denkt. Denn dasjenige, was der

Mensch geistig-seelisch darlebt, geht eben nicht bloß aus dem Gehirn und seinem Nervennetz hervor, sondern tatsächlich aus dem ganzen Menschen. Und man muß verstehen lernen: Man denkt nicht bloß mit dem Gehirn, man denkt auch mit seinem kleinen Finger und mit der großen Zehe. Es hat eine gewisse Bedeutung, Leichtigkeit gerade in den Gliedmaßen sich anzueignen; denn das gibt Leichtigkeit auch in bezug auf das Seelenleben. Aber diese Dinge können – wir werden das schon in den weiteren Stunden sehen – im Grunde genommen eigentlich nur dann getrieben werden, wenn man für die Schule die nötigen Mittel hat, um wirklich vollständig Schulhygiene neben dem Unterricht zu treiben. Es kann zum Beispiel durchaus vorkommen, daß ein Kind die besondere Eigentümlichkeit zeigt, daß es, sagen wir, nicht zu der Auffassung geometrischer Figuren kommt. Es kann nicht in der Anschauung zu der Auffassung geometrischer Figuren kommen. Sie werden dem Kinde dann einen großen Dienst tun, wenn Sie es, so schwer es geht, dazu veranlassen, zwischen der großen Zehe und der nächsten Zehe einen kleinen Bleistift zu nehmen, den zu halten und mit dem wirklich richtige Buchstaben aufzuschreiben. Das ist etwas, was eine gewisse Bedeutung hat, und was auf einen Zusammenhang im Menschen durchaus in ganz berechtigter Weise hinweist.

Nun kann es sich gerade beim Kinde darum handeln, daß man sieht: Es schnappen gewissermaßen die drei Glieder des menschlichen Organismus nicht ordentlich ineinander ein. Es ist ja ein großer Teil der Anomalien des Lebens eigentlich beruhend auf einem solchen Nicht-ordentlich-Einschnappen. Vor allen Dingen: Die Kinder haben Kopfschmerzen; gleichzeitig merkt man, daß in der Verdauung etwas nicht in Ordnung ist, und so weiter. Die mannigfaltigsten Zustände können da auftreten. Wir werden noch weiter Andeutungen darüber zu machen haben anhand weiterer Übungen, die in den nächsten Tagen gezeigt werden sollen. Aber man kann, wenn man vor einer solchen Tatsache steht wie die eben angedeutete, man kann schon mit dem Kinde oder mit Kindern viel erreichen, wenn man sie die folgende Übung machen läßt: Ein eurythmisches – wie Sie [es ja] schon kennen – ein eurythmisches I, ein eurythmisches A und ein eurythmisches O, aber so, daß man mit den Kindern das I machen läßt mit dem ganzen Oberkörper. Ich möchte hier ausdrücklich betonen, damit namentlich unsere ärztlichen Freunde es wissen: Dasjenige, was in der

Eurythmie das Wesentliche ist und wodurch auch für die Kunsteurythmie das Wesentliche bewirkt wird, das ist nicht die bloß von außen angeschaute Form des gestellten Gliedes, sondern das ist dasjenige, was zustande kommt, wenn in dem gestellten Gliede die Streckung des Gliedes oder Beugung des Gliedes gefühlt wird. Das in dem Gliede Gefühlte ist es, worauf es ankommt. Nehmen Sie also an, Sie machen durch beide Arme ein I, so erscheint auch nach außen dieses I nicht richtig, wenn Sie etwa bloß auf die Zeichnung schauen, auf den Formgehalt, sondern Sie müssen zugleich – und Sie sehen es dem Menschen an – das Gefühl haben: Er fühlt, während er das macht, die Streckekräfte. Ebenso wenn ein Mensch zum Beispiel das E macht, so kommt es nicht darauf an, daß er bloß dieses macht (kreuzen), sondern daß er fühlt, hier legt sich das eine Glied an das andere an. In dem Fühlen des einen Gliedes auf dem andern, darin liegt das E in Wirklichkeit. Und dasjenige, was man sieht, ist eben der Ausdruck für dieses Fühlen des einen Gliedes durch das andere. Denn das, was Sie da vollziehen, ist nichts anderes, als was Sie vollziehen, indem Sie schauen. Ein E führen Sie fortwährend aus, indem Sie die rechte Augenachse mit der linken kreuzen, um nun eine […][*] Das ist eigentlich das Ur-E. Und dasjenige, was hier ausgeführt wird, ist ja im Grunde genommen die Nachahmung der Sache, aber es ist ja alles im Menschen Metamorphose, und es ist durchaus eine gerechtfertigte Nachahmung, die man in diesem E vollzieht; denn der Kehlkopf macht nach hinten beim E-Sprechen ganz genau dieselbe Form im Ätherischen.

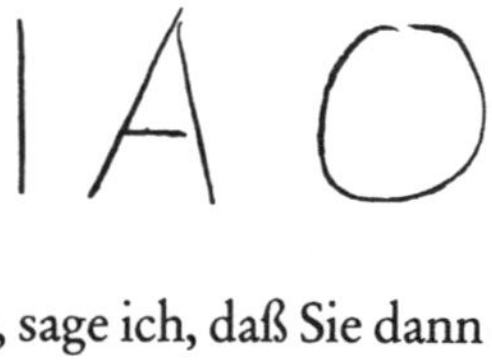

T 1

Also es ist notwendig, sage ich, daß Sie dann die Übung mit dem Kinde machen, daß Sie das I mit dem Oberkörper machen lassen, das heißt, daß das Kind anfängt, den Oberkörper in Strecklage zu versetzen. Es fühlt den ganzen Oberkörper gestreckt. Es macht so, daß es mit den Beinen das A macht, und es macht das O, indem es die Arme so bewegt. Das aber lassen

* Unleserliche Stelle im Stenogramm. Von Helene Finckh in der Übertragung mit Fragezeichen hinzugefügt: «… gekreuzte Linie zu bekommen?».

Sie das Kind möglichst rasch hintereinander machen: Strecken des Oberkörpers vertikal in die Höhe, Auseinander der Beine, O-Bewegung mit den Armen (vorne), wiederum ab, an, ab, an. Und man kann solch eine Sache durchaus auch im Chor mit den Kindern machen. Es ist natürlich dann festzuhalten, daß es ja im Grunde genommen nötig wäre, daß man, um solche Übungen auszuführen, nicht klassenmäßig die Übungen treibt. Die Kunsteurythmie und die Eurythmie, die wir sonst aus pädagogisch-didaktischen Gründen betreiben, die sollen klassenmäßig betrieben werden. Das gehört sich so; da gehören die Kinder gleichen Alters und so weiter zusammen. Aber man müßte, um nun übergehen zu lassen die gewöhnliche Klasseneurythmie in diese schon an die hygienisch-therapeutische Eurythmie anknüpfenden Sachen, man müsste nun aus den verschiedenen Klassen diejenigen herausnehmen, die man gerade durch ihre Besonderheiten, die ich vorhin charakterisiert habe, durch ihr Nichtzusammenstimmen der drei Glieder der menschlichen Wesenheit, für nötig befindet, daß sie eine solche Übung durchmachen. Man kann sie dann aus den verschiedensten Klassen herausnehmen und man kann dann mit diesen besonders dafür Geeigneten diese Übung machen. Aber das müßte eigentlich dann gemacht werden, wenn man tatsächlich hygienische Eurythmie, therapeutische Eurythmie in der Schule treiben wollte. Aber schon das, nicht wahr, bringt uns eigentlich im Grunde genommen auf den Weg, der in seiner weiteren Verfolgung eben dazu führen soll, daß wir hier durch bestimmte Bewegungen, die nur Metamorphosen sind des gewöhnlichen Eurythmischen, daß wir die studieren und in ihrer Wirkung auf die menschliche Organisation verfolgen werden. Sehen Sie, tatsächlich ist es so, daß wir im Inneren Organe haben [und] diese Organe haben gewisse Formen. In diesen Formen können Anomalien liegen. Jede Organform steht in einem gewissen Zusammenhang mit einer möglichen Bewegungsform des äußeren Menschen, so daß Sie sagen können: Nehmen wir an, irgendein Organ, meinetwillen die Galle, neigt zum Deformieren, zum Annehmen einer anomalen Form. Es gibt eine Bewegungsform, welche dem entgegenwirkt; und so für jedes Organ.

Nach dieser Richtung hin wollen wir dann das Weitere gestalten. Ich wollte dieses heute als Einleitung geben, um Sie zunächst auf den Weg zu bringen in dieser Sache.

ZWEITER VORTRAG

Dornach, 13. April 1921

Ich habe vor, heute einiges über das vokalische Prinzip in der Eurythmie vor Ihnen zu besprechen. Wir brauchen uns nur zu vergegenwärtigen, wie aus der Geisteswissenschaft uns bekannt ist, daß Vokale eigentlich mehr aussprechen dasjenige, was im Inneren des Menschen lebt an Gefühlen, an Emotionen und so weiter. Konsonanten, die drücken mehr dasjenige aus, was das äußerlich Gegenständliche ist. Bleiben wir also innerhalb der Sprache, so gelten diese beiden Sätze: Vokale mehr Ausdruck, mehr Offenbarung für das Innere der Gefühle; wir offenbaren gewissermaßen uns im Vokal, also dasjenige, was wir über einen Gegenstand empfinden, was wir über einen Gegenstand fühlen. Konsonanten passen sich mit den Bewegungen, die Zunge, Lippen, Gaumen und so weiter ausführen, mehr plastisch an die äußere Form der Gegenstände an, die aber natürlich dann geistig empfunden werden, versuchen sie nachzubilden. Es sind so im Grunde alle Konsonanten eine Nachbildung mehr des äußerlichen Formseins der Dinge. Nun aber kann man so im Grunde genommen nur sprechen über Vokale und Konsonanten, wenn man im Auge hat einen früheren Zustand der Menschheitsentwickelung, einen Zustand, in dem eigentlich die Sprachentwickelung gegeben war, und in dem das Bewegen des ganzen [Leibes], also der Glieder des Leibes eine Selbstverständlichkeit war, in dem gewissermaßen die einzelnen Laute immer mit Bewegungen des Leibes verbunden waren. Diese Verbindung ist ja im Laufe der Menschheitsentwickelung gelockert worden. Die Sprache wurde mehr überhaupt nach dem Inneren genommen und die Bewegungsmöglichkeiten, die Bewegungsausdrücke hörten auf, und im gewöhnlichen Leben sprechen wir heute, ohne viel die Sprache mit den entsprechenden Bewegungen zu begleiten. In der Eurythmie holen wir nun wiederum dasjenige, was an Bewegungen die Vokale und Konsonanten begleitet hat, heran und bringen so den Körper wiederum in Bewegung. Nur müssen wir jetzt uns darauf besinnen, daß wir gewissermaßen bei dem Vokalsprechen die Bewegung weglassen und den ganzen Vokal, der gewissermaßen vorher in der äußeren Bewegung mitgelebt hat, daß wir diesen Vokal verinnerlichen.

Wir nehmen ihm etwas weg auf seinem Wege nach innen. Wir nehmen ihm die Bewegung weg. Daher ist es beim Vokal so, daß wir dasjenige, was wir ihm auf dem Wege nach innen weggenommen haben, daß wir ihm das in der äußeren Bewegung wiederum geben. So daß beim Vokal alles so liegt, daß bei ihm außerordentlich viel auf die äußere Bewegung ankommt, wenn wir nun den Übergang suchen wollen von der Wirkung dieses Vokals, eurythmisch ausgedrückt, auf den ganzen Menschen. Das ist dasjenige, was wir dabei berücksichtigen müssen.

Also indem wir heute vom Vokalischen sprechen, sprechen wir so rein von der Bedeutung desjenigen, was bewegungsmäßig, eurythmisch vokalisiert wird. Und es handelt sich da sehr darum, daß man sich eine Empfindung von dem erwirbt, was in die Bewegung gewissermaßen hineinfließt. Also daß man sich ein Anschauungsbewußtsein erwirbt, ob dasjenige, was mit dem entsprechenden Gliede des Menschen geschieht, ob das ein Strekken ist, ob es ein Runden ist und dergleichen. Man muß durchaus sich davon ein deutliches Bewußtsein erwerben. Das ist beim Vokalischen außerordentlich wichtig, daß man gewissermaßen die Bewegung oder die Haltung, die gemacht wird, fühlt. Das ist das Wichtige. Und von da ausgehend wollen wir jetzt einmal einzelne Vokale aus dem Eurythmischen ins Therapeutische herüberholen.

Praktisch vorgeführt (Frau Baumann): Ein deutliches I durch Strecken mit beiden Armen. Dieses Strecken, das müßte man nun so bewirken, daß man jetzt wiederum zurückgeht [in die Ausgangsstellung]* und jetzt dieselbe Bewegung etwas tiefer ausführt, wieder zurückgeht und beides horizontal macht. Jetzt gehen wir wieder zurück, und wenn Sie zuerst rechts vorne waren, so nehmen Sie jetzt, indem Sie nach unten gehen, rechts rückwärts, und nun nach vorn, jetzt etwas zurück und wiederum etwas tiefer. Nun will ich Sie nicht weiter plagen, aber wenn man nun das ausführen sollte, so könnte man es noch mehr komplizieren dadurch, daß man noch mehr Stellungen nimmt, daß man also geradezu von dem I ausgeht, zurückgeht, ein wenig weitermacht, wiederum zurückgeht, ein wenig weitermacht und so weiter, so daß man möglichst viele solche I-Stellungen hat, die man von oben bis nach unten macht mit immer wie-

* Frühere Herausgeber-Hinweise «Ruhestellung» jetzt ersetzt durch «Ausgangsstellung», wie Rudolf Steiner selbst sagt bei den Anweisungen zur U-Übung.

derum Zurückgehen der Sache [in die Ausgangsstellung]. Wenn man diese Bewegungen ausführen läßt, dann ist das ein Ausdruck für die menschliche Person. Es drückt sich die ganze individuelle Person dadurch aus.

Nun können wir zum Beispiel die Bemerkung machen: Irgendein Kind oder meinetwillen auch ein erwachsener Mensch kann sich nicht ordentlich äußern als Person. Er ist irgendwie verhindert, als volle Individualität sich zu äußern. Er wäre also in gewissem Sinne vielleicht ein Träumer und dergleichen. Oder aber, wenn wir an ein physisches Übel denken bei einem Kinde, würden wir haben, sagen wir das physische Übel: Es lernt nicht ordentlich gehen, es geht ungeschickt; oder wir bemerken auch noch bei einem Erwachsenen, daß es wünschenswert ist, daß er aus gewissen hygienischen oder therapeutischen Gründen besser gehen lernt, dann wird diese Übung zunächst für diesen Zweck außerordentlich in Betracht kommen. Bei Erwachsenen bedeutet ja das, wenn sie einen, sagen wir, zu wenig ausschreitenden Schritt haben, daß sie nicht ordentlich ausgreifen mit ihrem Schritt, das bedeutet eigentlich immer, daß darunter ihre Blutzirkulation leidet. Die Blutzirkulation leidet unter einem nicht genügend ausgreifenden Schritt. Also wenn die Leute so gehen (trippelnd), so hat das immer zur Folge, daß die Blutzirkulation in irgendeiner Weise langsamer wird, als sie für die betreffende Individualität werden soll. Dann muß man versuchen, daß diese Person weiter ausschreiten lernt, aber man wird ein sicheres Ziel erreichen, wenn man sie diese Übung machen läßt. Dann wird sie eben die größeren und durchgreifenderen Erfolge haben in bezug auf das ordentliche Gehenlernen. So daß man sagen kann, diese modifizierte I-Übung, die ist im wesentlichen fördernd für die Personen, die – nun, ich drücke es etwas radikal aus – nicht ordentlich gehen können. So kann man es ungefähr fassen: für Personen, die nicht ordentlich gehen können.

Nun können Sie sie aber noch weiter ausführen, diese Übung, und sie wird ebenso nützlich sein, wenn Sie gewissermaßen das Resümee dessen, was jetzt Frau Baumann gemacht hat, noch hinzufügen. Jetzt versuchen Sie, diese ganze I-Übung, ohne Zurückbringen der Arme [in die Ausgangsstellung], so zu machen, daß Sie die letzte Stellung durch das bloße Drehen herauskriegen: Drehen in der Ebene, schnell, schneller, noch schneller. – Das würde also dasjenige sein, wodurch man diese I-Übung, die man zuerst so gemacht hat, wie wir es beschrieben haben, wodurch man diese dann steigert, und das würde zu dem Resultat führen, daß Personen dadurch gefördert würden, die nicht ordentlich gehen können. Es wird dann außerordentlich leicht sein, sie zum ordentlichen Gehen zu bringen. Man kann sie dabei noch ermahnen, daß sie ordentlich gehen sollen, und es wird außerdem dieses Anders-gehen-Lernen einen entsprechenden Erfolg haben.

Nun wird Frau Baumann so gut sein, uns eine U-Übung vorzumachen. Recht hoch hinauf, zurück die Arme, in die Ausgangsstellung zurück, jetzt ein wenig tiefer, wieder zurück, ein wenig tiefer, jetzt horizontal, jetzt wieder zurück, jetzt nach unten, jetzt wieder zurück, weiter nach unten; das ist das Prinzip. Und jetzt machen Sie es gleich so, daß Sie es nach oben machen und gehen Sie jetzt also, indem Sie herunterbewegen, – lassen Sie das U sein – und gehen Sie auf und ab und machen Sie es jetzt immer schneller, so daß Sie zuletzt eine ziemliche Schnelligkeit haben.

Das würde ich bitten, jetzt als die Ausführung* der U-Bewegung ins Auge zu fassen. Und es ist dieses – wenn ich mich jetzt in derselben Weise zusammenfassen sollte, wie ich es früher gesagt habe – die Bewegung für Kinder oder erwachsene Menschen, die nicht stehen können. Beim I hatten wir: die nicht gehen können, beim U: die nicht stehen können.

Nun, nicht stehen können heißt: überhaupt schwach mit den Füßen bestellt sein und sehr leicht ermüden beim Stehen. Es heißt auch zum Beispiel, nicht ordentlich genügend lange Zeit auf den Fußspitzen stehen können oder nicht genügend lange Zeit, ohne daß man gleich ungeschickt ist, auf den Fersen stehen können. Diese Übungen müssen ja bei Menschen gemacht werden – auf den Fußspitzen stehen können und auf den Fersen stehen können, das sind keine eurythmischen Übungen –, aber sie müssen von Menschen gemacht werden, welche schwach auf den Beinen sind, welche beim Stehen leicht müde werden oder welche überhaupt nicht ordentlich stehen können. Nicht ordentlich stehen können heißt auch: beim Gehen müde werden. – Also ich bitte, das ist technisch zu unterscheiden: Es ist etwas anderes, ungeschickt gehen oder beim Gehen müde werden. Wenn man also beim Gehen müde wird, so handelt es sich um die U-Übung. Ungeschickt sein beim Gehen oder eben durch seine ganze Konstitution es hervorrufen, daß es wünschenswert ist, daß man mehr ausschreiten lernt,

* Im Stenogramm steht hier für «Ausführung»: «Ausbewegung», was aber eher ein Hörfehler sein könnte.

das heißt, nicht gehen können, technisch gesprochen. Aber müde werden beim Gehen, das heißt, technisch gesprochen, nicht stehen können. Und für solche Leute ist diese U-Übung ganz besonders dasjenige, um was es sich handelt. Es ist dieses mit Dingen zusammenhängend, die wir dann, wenn wir weitergekommen sind, noch auseinandersetzen wollen.

Wenn Sie vielleicht so gut sind und jetzt eine O-Bewegung machen, recht [weit] nach oben, und zurück [in die Ausgangsstellung] und jetzt etwas weiter nach unten, jetzt wieder zurück, wieder weiter nach unten und so fort. Aber jetzt machen Sie sie gleich so, daß Sie die O-Bewegung nach oben machen und jetzt aber richtig, also fühlen die Rundung der Arme in der Bewegung, indem Sie hinuntergleiten. Wenn Sie mit der O-Bewegung hinuntergleiten, so muß das O bleiben. Jetzt immer schneller und schneller.

Nun, diese Bewegung, die würden Sie vollständig sehen, meine Freunde, in der glanzvollsten Anwendung, wenn Sie jetzt hier vor sich hätten eine richtig dickliche Person. Wenn also ein Kind unnatürlich dicklich wird oder auch eine erwachsene Person unnatürlich dicklich wird, dann wird diese Übung diejenige sein, die man dann anwenden muß. Es ist alles dasjenige, was im eurythmischen O, wenn es also dauernd gemacht wird, dadurch, daß man es so oft macht, und daß man es zuletzt gewissermaßen zu diesem faßförmigen Körper hier erweitert – denn es ist ja ein Faß, das man umschreibt, das man außer sich umschreibt –, dadurch wird tatsächlich dasjenige ausgeführt, was der Gegenpol ist zu denjenigen dynamischen Tendenzen, welche im Dicklichwerden der Menschen wirken. Es ist dasjenige, was also sehr gut hygienisch und therapeutisch angewendet werden kann, und Sie werden sich wohl überzeugen, daß, wenn Sie diese Bewegung bei solchen Menschen ausführen lassen, daß dann in der Tat eine Tendenz auftaucht, dünner zu werden, insbesondere wenn Sie noch andere Dinge ausführen lassen, die wir noch besprechen wollen. Aber es ist gleichzeitig dieses, daß die Bewegung – gerade bei dieser Bewegung ist das von besonderer Bedeutung – daß Sie die Bewegung so lange ausführen lassen, daß die Person nicht zu stark schwitzt, nicht zu warm wird. Also man muß schon versuchen, diese Bewegung so ausführen zu lassen, daß man immer wiederum ausruhen läßt inzwischen, wenn man das erreichen will, was erreicht werden soll.

Nun wird Frau Baumann vielleicht so gut sein, uns eine E-Bewegung zu machen, recht hoch oben. Es ist erst eine E-Bewegung, wenn dieses drüber liegt, so daß es sich berührt. Nun gehen Sie zurück [in die Ausgangsstellung], etwas tiefer, Ihre rechte Hand über Ihren linken Arm, dann aber, damit das recht wirksam wird, machen wir es noch so, daß wir es mehr zurückliegend ausführen und jetzt wiederum von oben nach unten; denn das E muß gründlich gemacht werden. Und dann machen wir die eine Bewegung, indem wir das nach unten führen, die andere Bewegung, indem wir das nach unten führen, also weiter zurück, so lange, bis Sie sich da hinten die Ärmelnaht zerreißen. Nun, diese Bewegung ist diejenige, die fördernd sein wird insbesondere bei Schwächlingen, also bei Dünnlingen statt bei Dicklingen, bei solchen, bei denen das Schwachsein so recht von innen kommt, aber organisch bedingt ist. Es muß organisch bedingt sein.

Nun die andere Übung, die mit dieser parallel betrachtet werden kann, muß man dann mit einiger Vorsicht anwenden, denn sie geht mehr auf das Seelische, und sie ist die folgende: Wenn Sie ein E nach rückwärts machen, so gut Sie es können, und jetzt so weit herein*, als Sie können. Das tut ernstlich weh. Das ist eine Bewegung, die als solche ein bißchen weh tut, und das ist auch der Zweck. Und es ist dieses auszuführen bei denjenigen Kindern oder erwachsenen Personen, bei denen seelische Gründe für das Dünnwerden vorliegen, Abgehärmt-Sein und dergleichen. Da es überhaupt so ist, daß man vorsichtig sein muß mit einem Von-außen-an-den-Menschen-Herangehen mit Heilungen, Von-außen-Herangehen mit solchen geistigen Mitteln, so muß natürlich dieses auch mit Vorsicht angewendet werden. Das heißt also, man muß versuchen, auch die moralischen Einflüsse auf ein verzagtes Kind oder auf ein deprimiertes, auf ein Depressionserscheinungen zeigendes Kind anzuwenden und so weiter, wenn man es diese Übungen machen läßt. Wenn man sich aber mit dem Kinde sonst beschäftigt, daß man es tröstet, indem man es auch seelisch behandelt, so kann man es auch diese Übungen machen lassen.

Sie sehen daraus, daß es gewissermaßen bei allen diesen Dingen darauf ankommt, daß man dasjenige, was in der Eurythmie als Kunst zum Ausdruck kommt, in einer gewissen Weise erweitert. Das gilt insbesondere für das Vokalische.

* In früheren Auflagen «herauf», im Stenogramm aber deutlich «herein».

Nun ist es sehr wichtig, daß wir uns das Folgende klarmachen. Sie wissen also, das Vokalische kann in einer solchen Weise ausgebildet werden, und es ist im wesentlichen der Ausdruck für das Innere. Allein man muß eine gefühlsmäßige, anschauungsmäßige Auffassung desjenigen haben, was da geschieht. Also bei demjenigen, den man diese Sachen dann zu Heilzwecken ausführen läßt, bei dem muß man durchaus darauf bedacht sein, daß er die Dinge fühlt, also beim E richtig das Bedecken des einen Gliedes durch das andere fühlt. Beim O kommt aber noch etwas in Betracht. Beim O soll nicht nur gefühlt werden dieses Kreisschließen, sondern es soll auch die Biegung gefühlt werden. Man soll also fühlen, daß man einen Kreis bildet. Also man soll den Kreis, der da durchgeht, fühlen. Und wenn besonders wirksam gemacht werden soll das O, dann mache man denjenigen, der es macht, aufmerksam darauf, daß er fühlen soll außerdem so, wie wenn er selbst oder ein anderer ihm einen Strich längs des Brustbeines machen würde, so daß gewissermaßen das Ganze nach rückwärts geistig durch das Gefühl abgeschlossen ist; also, wie wenn man so etwas fühlte, wie wenn man selbst oder wenn ein anderer einem einen Strich machte am Brustbein.

Nun wollen wir ein A machen: Jetzt gehen wir wieder zurück [in die Ausgangsstellung], jetzt machen wir ein A tiefer, gehen wieder zurück, machen ein A horizontal, zurück, machen ein A gesenkt, zurück, machen ein A ganz tief, zurück, dann nach rückwärts; da brauchen Sie nur eines zu machen, aber zurückgehen [in die Ausgangsstellung] zuerst. Und jetzt machen Sie das A oben und fahren, ohne den Winkel zu verändern, nach unten, jetzt, ohne daß Sie das Gefühl haben, den Winkel zu verändern, gehen Sie nach rückwärts.

Diese Übung, die kann auch wirksam werden dadurch eigentlich nur, daß man sie recht oft ausführen läßt. Also recht oft ausführen lassen. Und wenn man sie recht oft ausführen läßt, dann ist sie die Übung, die man anwenden soll bei Personen, die gierig sind, bei denen die Tiernatur besonders stark auftritt. Also wenn Sie so richtig in der Schule zum Beispiel haben ein Kind, das so richtig ein kleines Tierlein ist nach jeder Beziehung – und das organisch bedingt ist –, und Sie lassen es diese Übung ausführen, so werden Sie sehen, daß sie für dieses Kind eine ganz besondere Bedeutung hat.

Diese Übungen, Sie sehen wiederum an ihnen, daß ja, wenn sie schulmäßig eingeführt werden sollen, es notwendig ist, daß man die Kinder dazu besonders einteilt, und man wird sich auch überzeugen, daß die Kinder diese Übungen weit weniger gerne machen als die eurythmischen Übungen sonst. Zu den eurythmischen Übungen drängen sie sich, bei diesen Übungen wird man ihnen jedenfalls höchst wahrscheinlich sehr zureden müssen; denn sie werden sich zunächst so verhalten dazu, wie sich Kinder oftmals gegen das Einnehmen von Arzneien verhalten. Sie werden keine rechte Freude daran haben, aber das schadet eigentlich bei diesen Übungen allen nicht besonders, die sich auf das U, O, E und A beziehen; bei dem I schadet es etwas, wenn die Kinder keine Freude daran haben. Da muß man versuchen, das zu erreichen, daß diese I-Übung, wie wir sie gemacht haben, den Kindern Spaß macht. Bei den andern ist es so, daß, wenn sie es auf Autorität ausführen und wissen, sie sollen es pflichtgemäß tun, da schadet es nicht besonders, bei dem U, O, E, A. Bei dem I ist es aber wichtig, daß die Kinder Spaß haben dabei, weil das auf die ganze individuelle Person geht, wie ich schon gesagt habe.

Sie werden noch etwas davon haben, wenn Sie etwa das sich zurechtlegen: Das I offenbart den Menschen als Person, das U offenbart den Menschen als Mensch, das O offenbart den Menschen als Seele, das E fixiert das Ich im Ätherleib, es prägt sehr stark das Ich in den Ätherleib hinein, und das A wirkt der tierischen Natur im Menschen entgegen.

Nun handelt es sich darum, diese verschiedenen Wirkungen noch weiter zu verfolgen. Wenn Sie einen Menschen haben, der unregelmäßige Atmung hat, irgendwie durch seine Atmung belästigt wird und dergleichen, dann werden Sie gerade durch die Anwendung dieses Vokalisierens es erreichen, daß dieser Mensch eine gewisse Normalisierung des Atmens erreicht. Insbesondere aber werden Sie durch diese Übungen erreichen, daß zum Aussprechen, zum deutlichen Aussprechen des Konsonantischen, dieses Vokalisieren von großem Vorteil ist. Also wenn Kinder möglichst früh, wenn man sieht, es gelingt ihnen nicht, gewisse Konsonanten mit den Lippen oder mit der Zunge zu formen – für Gaumenlaute ist es weniger anwendbar, aber für Lippen- und Zungenlaute außerordentlich gut –, wenn man es versucht, Kinder, die Schwierigkeiten in dieser Bildung haben, solche Vokalübungen machen zu lassen, so ist das wiederum außerordentlich förderlich für sie.

Man wird aber auch merken, daß, wenn Personen neigen zu chronischen Kopfschmerzen, migräneartigen Zuständen, daß man dadurch wesentliche Erleichterungen haben wird, gerade durch dieses Vokalisieren. Also auch bei chronischem Kopfschmerz und bei chronischen Migräneerscheinungen, auch bei Eingenommenheit des Kopfes, werden sich diese Dinge ganz besonders gut anwenden lassen. Ebenso die Übungen, die wir heute gemacht haben, die ja bei gewissen Kindern – zum Beispiel, die gar nicht aufmerksam sein können, die verschlafen sind –, wenn man sie bei diesen Kindern anwendet, so werden sie diese Kinder in einem gewissen Sinne zum Gewecktwerden bringen. Also das ist eine hygienisch-didaktische Seite, die von einer gewissen Wichtigkeit ist. Aber auch bei erwachsenen Menschen wird sich das durchaus noch zeigen können, daß man, wenn sie Schlafmützen sind, daß man sie erwecken kann dadurch. Dann wird man merken, daß, wenn die Verdauung des Menschen schwach ist, träge ist, daß man gerade durch diese Übungen günstig eine zu träge Verdauung und dann natürlich auch alles das, was man als zusammenhängend betrachten muß mit einer zu trägen Verdauung, daß man das ganz besonders fördern kann nach der guten Seite hin.

Es würde aber nun auch bei einer gewissen hygienischen Eurythmie gut sein, wenn man womöglich versuchen würde, die Bewegungen, die eigentlich für die Kunsteurythmie bloß mit den Armen ausgeführt werden, wenn man diese, allerdings schwächer – ich werde gleich darüber noch sprechen –, ausführen ließe in einer gewissen Weise mit den Beinen. Nun werden Sie sagen, wie kann man zum Beispiel I mit den Beinen machen? Das geht sehr leicht. Man braucht ja nur das Bein vorzustrecken und das Strecken drinnen haben. Das U würde einfach dieses sein, daß man sich mit vollem Bewußtsein auf beide Beine stellt, so daß man ein deutliches Streckegefühl in beiden Beinen hat. Das O aber sollte man lernen mit den Beinen. Das besteht darinnen – und man soll schon auch Leuten, bei denen man notwendig findet, in der Weise, wie ich es beschrieben habe, die O-Bewegung auszuführen, die sollte man schon auch gewöhnen, die O-Bewegung mit den Beinen zu machen –, in entsprechender Weise etwas nach außen stellen, aber wenig, die Zehen, und dann versuchen, in dieser Weise sich zu stellen. Aber auf den Zehenspitzen dabei stehen und nach auswärts biegen, ein wenig stehenbleiben, zurückgehen in die Normalstellung, wiederum das bilden und so weiter.

T 2

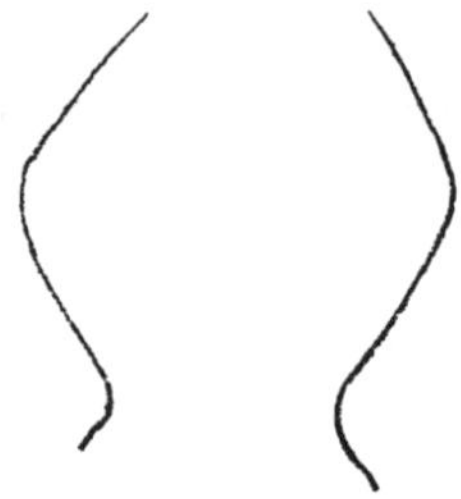

Es ist notwendig, daß man dabei berücksichtigt das Verhältnis, das besteht zwischen der Bewegungsmöglichkeit, der inneren organisch bedingten Bewegungsmöglichkeit für den mittleren Menschen und den unteren Menschen. Die ist so, daß sich dasjenige, was man ausführt für den unteren Menschen, also solch eine Bewegung, daß sich* dieses nur in Drittelstärke ausführen läßt. Also so daß Sie, wenn Sie jemanden die O-Bewegung, wie wir sie gesehen haben, ausführen lassen, so müssen Sie dann das Gefühl haben, daß, was Sie etwa hinterher machen lassen für die Füße und Beine, daß das nur ein Drittel der Zeit nimmt, also ein Drittels-Kraftaufwand ist, möchte ich sagen. Besonders wirksam wird es aber sein, wenn Sie es in die Mitte hinein verlegen, so daß Sie ein Drittel, ein Drittel, ein Drittel haben, so daß Sie also haben, sagen wir A und dann noch einmal A, und in der Mitte B, die Fußbewegung hinein (siehe Schema) und Sie zusammen haben ein Drittel, ein Drittel, ein Drittel, das wird von besonderer Wirksamkeit sein.

T 2

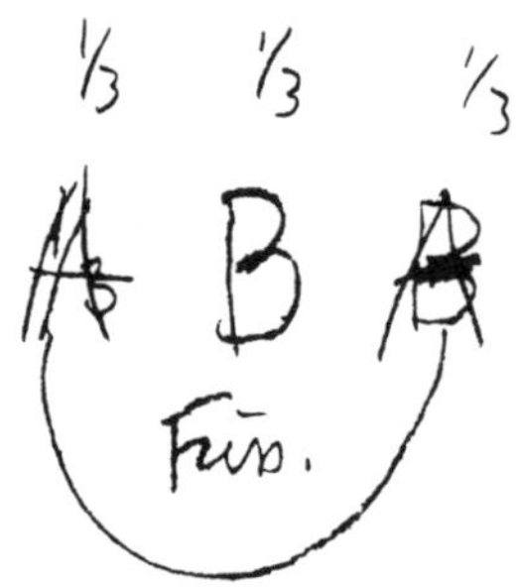

Von besonderer Wirksamkeit ist aber auch, dasselbe auszuführen im Zusammenhang mit der gezeigten E-Bewegung für die Füße, wo Sie die Füße richtig übereinanderlegen. Aber man muß auf den Zehenspitzen

* Im Stenogramm «daß man dieses ...», hier wurde entsprechend dem Satzanfang geändert in «daß sich dieses».

stehen und die Beine übereinanderlegen, so daß sich die Beine berühren. Wiederum ein Drittel und womöglich in die Mitte verlegen. Das ist etwas, was ganz besonders gut ausgeführt werden sollte bei Kindern und auch bei erwachsenen Personen, die Schwächlinge sind. Sie werden es natürlich um so weniger machen können, aber das ist gerade das, worauf es ankommt, daß sie es eben lernen zu machen. Und gerade bei diesen Dingen sieht man, daß für die verschiedenen Menschen dasjenige am wichtigsten ist zu lernen, was sie am allerwenigsten können. Das müssen sie dann lernen, weil es eben gerade zu ihrer Gesundung notwendig ist.

T 2

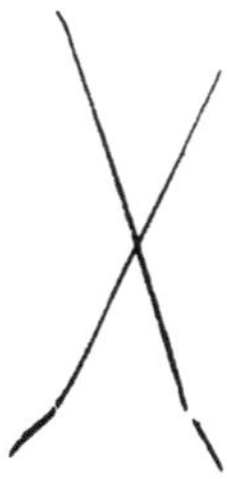

Das A ist ebenfalls notwendig, das habe ich Ihnen schon gestern gezeigt. Das besteht eben darinnen, daß man, sich womöglich auf die Zehen stellend, diese gespreizte Stellung einnimmt. Das soll ebenfalls in die A-Bewegung eingeführt werden und wird da ganz besonders günstig wirken.

Nun kann man aber alle Bewegungen, die wir jetzt beschrieben haben, auch noch dadurch steigern, daß man sie im Gehen ausführen läßt. Und Sie werden zum Beispiel ganz besonders viel erreichen für ein Kind, das schwach ist, wenn Sie es anleiten, die E-Bewegung im Gehen auszuführen, wie wir sie jetzt gemacht haben, aber so, wie wir sie jetzt gemacht haben, im Gehen auszuführen, aber außerdem es so gehen lassen, daß es sich abwechselnd immer berührt. Indem es vorschreitet, nimmt es das [eine Bein] herüber, dann das [andere], so daß es immer ein Bein über das andere stellt, so daß es immer das Zurückliegende* mit dem (andern) nach vorwärts berührt. Es wird (natürlich) nicht gut vorwärtskommen; aber es ist doch dasjenige, was gut ist, ausführen zu lassen, also dieselben Bewegungen im Gehen auszuführen. Sie werden sagen, es kommen komplizierte Bewe-

* «Zurückliegende» unklar im Stenogramm, könnte auch als «Zurückgehende» gelesen werden.

gungen dabei zum Vorschein; aber es ist gut, wenn solche komplizierten Bewegungen zum Vorschein kommen.

Nun möchte ich Sie noch darauf aufmerksam machen, daß dasjenige, was wir jetzt über das Vokalische gesagt haben, zunächst recht scharf gesondert werden soll von demjenigen, was wir morgen über das Konsonantische üben werden. Das Konsonantische, das ist im allgemeinen so, daß es das Äußere ausdrückt, wie wir schon gesagt haben. Der Konsonant wird ja auch in der Sprache so geformt, daß sich Lippen, Zunge namentlich, also in einer solchen Weise formen, daß da eine Nachbildung, eine Imitation der äußeren Form vorliegt. Nun, das Konsonantische hat ja, wie wir morgen auch sehen werden, dann ganz besondere Arten von Bewegungen, und in diesen Bewegungsformen liegt es schon, daß der Konsonant in einer gewissen Weise wiederum verinnerlicht wird, indem er in eurythmischen Formen gegeben wird. Er wird verinnerlicht. Es wird dasjenige, was er in der Sprache auf dem Wege nach außen verloren hat, das wird ihm wiedergegeben. Und beim Konsonanten, sowohl beim Anschauen, indem man Eurythmie als Kunst nimmt, wie namentlich wenn sie ausgeführt wird zum Zwecke der Person, wenn man sie ausführen läßt beim Konsonanten, ist es ganz besonders wichtig, daß man nun nicht etwa in derselben Weise wie beim Vokal ein Gefühl, also das Streckgefühl, das Biegegefühl, das Weitegefühl hat, sondern daß man beim Konsonanten gleichzeitig sich selbst in der Form vorstellt, die man ausführt, wenn man den Konsonanten macht, also wenn man sich gewissermaßen selber zuschaut.

Hier sehen Sie am allerdeutlichsten, daß man die Kunsteurythmisten ermahnen muß, nicht beide Dinge durcheinanderzuwerfen; denn die Kunsteurythmisten, die werden nicht gut tun, sich immer zuzuschauen, da werden sie sich die Unbefangenheit nehmen und so weiter. Dagegen, wenn Sie ein Kind oder eine erwachsene Person Konsonantisches ausführen lassen, so ist es wichtig, daß sie sich gewissermaßen mit dem Gedanken innerlich selbst abphotographiert; denn darinnen liegt das Wirksame, daß sie sich innerlich selbst abphotographiert, daß sie sich also gerade in der Stellung darinnen richtig innerlich sieht, die sie ausführt, und wenn das wirklich so ausgeführt wird, daß die Person eine innerliche Anschauung hat von dem, was sie ausführt.

Also, wenn Sie (Fräulein Wolfram) noch so gut sind, vielleicht uns vorzuführen, sagen wir, ein M konsonantisch, zuerst mit der rechten Hand, jetzt mit der linken Hand, aber das zurücknehmend, jetzt die rechte Hand ganz zurücknehmend, mit der linken Hand ein M machen, jetzt mit beiden Händen – das kann natürlich wiederum vermannigfaltigt werden in vielfacher Weise. Nun ein M – gehen wir von diesem Beispiel aus, ein M, was ist es denn zunächst sprachlich? Sprachlich ist das M ein außerordentlich wichtiger Laut. Sie werden ihn sprachlich empfinden in seiner Wichtigkeit, auch sprachphysiologisch in seiner Wichtigkeit empfinden, wenn Sie ihn im Gegensatz betrachten zu dem S. Vielleicht macht uns Frau Baumann jetzt ein graziöses S, rechts, links, jetzt mit beiden Händen.

Nun ist ja scheinbar zunächst das so, daß, wenn das S ausgeführt wird, Sie das Gefühl haben werden oder haben müssen, daß Sie sich selbst mit etwas in Ihnen – es ist nämlich der Ätherleib – daß Sie sich mit etwas in Ihnen so bewegen (R. Steiner macht die Bewegung), eine Schlangenlinie haben. Diese Schlangenlinie, die darf bei einem besonders scharf ausgesprochenen S sich der Geraden sehr nähern und kann sogar als Gerade vorgestellt werden.

T 2

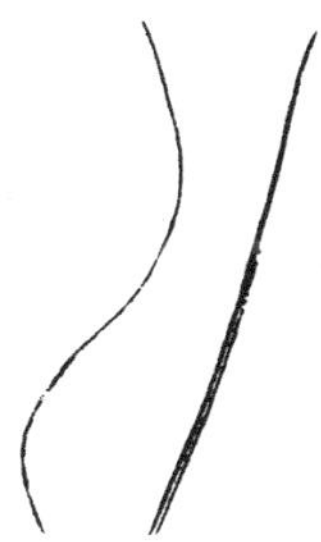

Dagegen, wenn Sie sich anschauen das M, welches eben ausgeführt worden ist, so müssen Sie das Gefühl haben, das ist eigentlich – wenn auch die organische Form, in der das ausgeführt wird, [ähnlich ist] – nicht genau dasselbe Element, nicht linienhaft dasselbe. Und so ist dann das M dasjenige, was sich, angelegt an die S-Richtung, sich entgegenlebt der S-Richtung, und das ist im Grunde genommen, sehen Sie, der große Gegensatz zwischen einem S und einem M. Ein S und ein M, das sind die zwei polarischen Laute.

Das S, das ist – wenn ich mich jetzt anthroposophisch ausdrücken darf –, das S ist der eigentlich ahrimanische Laut, und das M ist dasjenige, was das Ahrimanische in seiner Eigenschaft mildert, abmildert, was ihm, wenn ich es so sagen darf, seine ahrimanische Stärke nimmt, das M. So daß, wenn wir unmittelbar einen Lautzusammenhang haben, in dem S und M sich finden, wie zum Beispiel wenn wir den Lautzusammenhang «Samen» haben oder gar «Summe», dann haben wir in diesem Lautzusammenhang zuerst das stark ahrimanische Wesen im S, aber dann ihm die Spitze genommen im M.

T 2

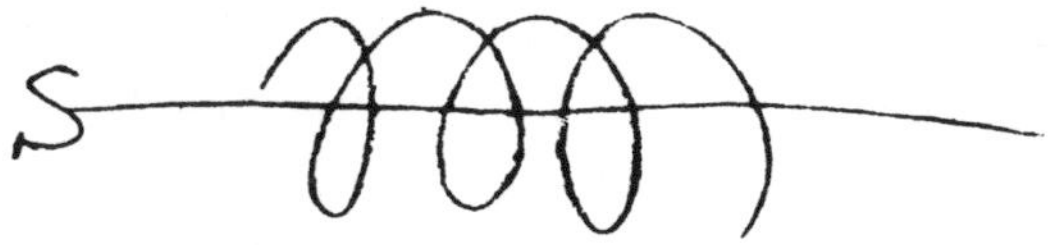

Vielleicht machen Sie uns noch ein H (Fräulein Wolfram). Wenn Sie das H nun richtig anschauen, wenn Sie sich so recht drinnen fühlen in diesem H, dann werden Sie sich sagen: In diesem H liegt etwas, was unmittelbar luziferisch sich ausnimmt. Es ist also das Luziferische in dem H, das da zum Ausdrucke kommt. Und nun versuchen Sie selbst jetzt anzuschauen – hier kommt es weniger auf das Fühlen als auf das Anschauen an –, versuchen Sie selbst jetzt anzuschauen, wenn Frau Baumann uns das jetzt machen würde, wenn man das H macht und es gleich übergehen läßt jetzt in ein M. Machen Sie das H zuerst und lassen Sie es langsam übergehen in ein M. Nun sehen Sie das einmal an. Da haben Sie die ganze Anschauung des Luziferischen abgemildert, ihm die Spitze genommen, in dieser Bewegung zum Ausdrucke gebracht. Diese Bewegung ist wirklich so, wie wenn man den Luzifer aufhalten würde. Es ist richtig so, wie wenn man den Luzifer aufhalten würde. Und es ist das ja für Sie auch hörbar, wenn Sie sich einfach darauf besinnen – der heutige Zivilisationsmensch kann sich eigentlich gar nicht mehr recht auf diese Dinge besinnen –, aber wenn Sie sich darauf besinnen: Wenn jemand zu etwas Luziferischem zustimmen will, aber das richtige Luziferische, das Eifrige des Zustimmens gleich herabmindert, so macht er «Hm, hm»; da haben Sie das H und das M eigentlich recht sehr aneinandergelegt, und da haben Sie die ganze Liebenswürdigkeit des herabstimmenden Luziferischen unmittelbar drinnen.

Daraus sehen Sie, daß, sobald man ins Konsonantische übergeht, man übergehen muß zugleich in das Anschauen der Form. Das ist das Wichtige, und davon wollen wir also morgen weiterreden.

DRITTER VORTRAG

Dornach, 14. April 1921

Wir werden nun, um entsprechend vorwärtszukommen, heute in Anknüpfung an Formen des Konsonantierens zunächst einiges, ich möchte sagen, vorbereiten, das wir dann morgen physiologisch und psychologisch vertiefen wollen. Nun, dasjenige, was ausgebildet ist als Form des Konsonantierens, bei dem ist wirklich durchaus Rücksicht genommen auf alles, was in Betracht kommt, wenn der Mensch versucht, sprachlich in die Außenwelt einzudringen. Wer die Sprache beobachten will, der wird ja sehen, wie das Sich-Auseinandersetzen des Menschen mit der Außenwelt darinnen bestehen muß, daß der Mensch in einem Falle gewissermaßen sehr stark sich hinauslebt in die Außenwelt, daß er sich sehr stark entselbstet und in die Außenwelt hinauslebt. Beim Vokalisieren verselbstet er sich, beim Vokalisieren geht er nach dem Inneren und entfaltet da seine Tätigkeit. Beim Konsonantieren wird er gewissermaßen eins mit der Außenwelt, aber in verschiedenen Graden. Und dieses in verschiedenen Graden Einswerden mit der Außenwelt, das drückt sich auch in gewissen Betätigungen innerhalb der Sprache durchaus aus. Und es muß natürlich bei der Ausbildung des eurythmischen Konsonantierens, gerade bei diesem sinnlich-übersinnlichen Schauen – von dem ich oftmals spreche in den Einleitungen zu eurythmischen Kunstvorstellungen –, bei diesem sinnlich-übersinnlichen Schauen muß scharf berücksichtigt werden, ob der Mensch nun vollständig sich hinausobjektiviert, um gewissermaßen das Geistige, das draußen in den Dingen ist, in dem Laut zu erfassen, oder ob er mehr, trotz des Sich-Objektivierens, noch im Inneren bleibt und nicht eigentlich ganz hinausgeht, sondern im Inneren noch das Äußere nachbildet. Da ist ein großer Unterschied, und ich bitte aus diesem Grunde, vielleicht ist Frau Baumann so gut und macht uns zunächst, sagen wir, vor eine H-Bewegung. Und jetzt, bitte, wenden Sie den Blick ganz ab von dieser H-Bewegung und Frau Baumann wird nun eine F-Bewegung vormachen. Und jetzt behalten Sie gut im Auge dasjenige, was Sie bei diesen verschiedenen Bewegungen, bei diesen zwei voneinander verschiedenen Bewegungen da beobachten können. Sie können da beobachten dasjenige, was Sie aus dem menschlichen Instinkt heraus in dem Aussprechen, in dem Auszusprechenversuchen des betreffenden Lautes darinnen haben. Nehmen Sie das Aussprechen des H. Eigentlich sprechen Sie ja dieses H in Wirklichkeit Ha; eigentlich sprechen Sie ja einen Vokal nach. Sie können ja auch einen Konsonanten nicht erklingen lassen, ohne daß er durch einen Vokal tingiert wird. Sie sprechen ein A nach. Der reine Konsonant wird vervokalisiert. Und wenn Sie nun das F betrachten, dann werden Sie sehen, daß aus dem menschlichen Sprachinstinkte heraus ein E vorgesetzt wird: eF. Es wird das Entgegengesetzte gemacht, es wird ein E vorgesetzt.

T 3

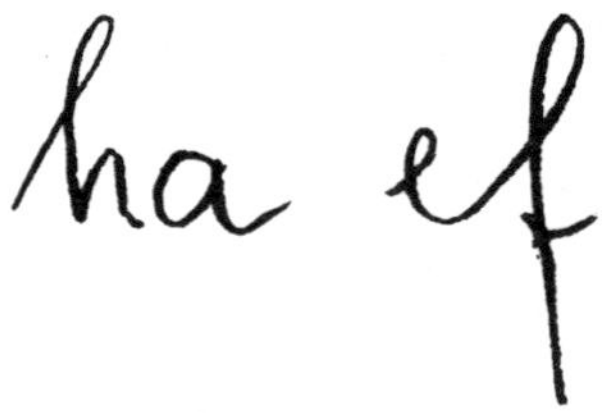

Daraus ersehen Sie, daß, indem der Mensch ein H spricht, er sich mehr bemüht, das Geistige durch die Sprache in dem äußeren Objekt draußen aufzusuchen; indem er ein F spricht, bemüht er sich mehr, das Geistige im Inneren nachzufühlen. Daher ist die Entstehung des Konsonantischen eine ganz verschiedene, je nachdem man versucht, die vokalische Tingierung von vorne oder von hinten zu machen, wenn ich mich so ausdrücken darf in bezug auf das Konsonantieren. Und das werden Sie sehen ausgedrückt in der Form, die Sie gesehen haben.

Vielleicht macht Fräulein Wolfram das H noch einmal. Also H, da haben Sie das starke Aufgehen in die Außenwelt, man will nicht in sich bleiben, man will heraus, um im Äußeren zu leben. Das F: Sie sehen das starke Bestreben, nicht allzuscharf in die Außenwelt zu gehen, sondern im Inneren zu verbleiben.

Nun aber, wenn man das berücksichtigt, dann wird man natürlich von da ausgehend über manches, was auch schon ins Eurythmische einfließen muß, eine Vorstellung bekommen, die zunächst noch nicht nötig war, soweit wir die eurythmische Kunst betreiben, die aber nötig werden wird, je mehr die eurythmische Kunst ausgedehnt wird auf die verschiedenen Sprachen. In dem Augenblick nämlich, wo man nicht eF sagt, sondern Fi, in dem Augenblicke ist das anders, in dem Augenblicke versucht man auch, mit diesem Konsonanten das Äußere zu umfassen, und es weist das auf eine wichtige historische Tatsache hin. In Griechenland, im alten Griechenland versuchten ja die Menschen das Äußere zu erfassen selbst in solchen Dingen, wo der moderne Mensch schon innerlich geworden ist. Sie sehen, wie man bis in die äußersten Ranken des menschlichen Erlebens verfolgen kann dasjenige, was ich zum Beispiel in den «Rätseln der Philosophie» ausgedrückt habe, dieses Herausgehen des Menschen und das Erfassen in der Außenwelt desjenigen, was der heutige Mensch im Ich schon ganz innerlich erlebt. Der Grund, warum aus solchen Dingen heraus die Geisteswissenschaft nicht angenommen wird, ist lediglich der, daß die Menschen im allgemeinen in unserer Zivilisation zu faul sind. Sie müssen zu viele Dinge berücksichtigen, um auf die Wahrheit zu kommen, sie wollen sich das einfacher machen. Aber das geht eben nicht. Sie möchten sich das alles einfach machen; das geht eben nicht.

Nun, das zunächst in bezug auf das eine, was hineingeflossen ist in die Konsonantierung. Dann ist etwas zu berücksichtigen, wenn man die Konsonantierung ins eurythmische Gebiet hineingehend fassen will, dann ist etwas zu berücksichtigen, was heute, glaube ich, im Unterricht schon weniger berücksichtigt wird, auch in der Physiologie, bei der Lautphysiologie weniger berücksichtigt wird als das dritte, wozu wir dann gleich kommen. Um das zu veranschaulichen, bitte ich Sie, wiederum zu vergleichen. Hier handelt es sich darum, daß man sich die Anschauung erwirbt. Man kann natürlich nicht bis ins Ende desjenigen, was man mit der Anschauung macht, in den Begriff hinein.

Vielleicht ist Frau Baumann so gut, uns ein H nochmals zu machen, und jetzt, nachdem Sie das abtönen lassen, macht uns Frau Baumann ein D. Sie werden da folgendes zu beachten haben: Indem Sie das H anschauen, hat es eine Bewegung, welche sehr abweicht von dem, was zunächst im Sprechen vor sich geht, denn in bezug auf die Eigenschaft, die ich jetzt meine, muß das Eurythmische polarisch sich verhalten zu dem, was der eigentliche Sprechvorgang ist. Der Sprechvorgang, Sie wissen, ich habe es vorgestern dargestellt, ist ein Zurückreflektieren vom Kehlkopf aus. Der eurythmische Vorgang muß das äußerlich ausdrücken. Er drückt es aus in der Bewegung. Da muß man für gewisse Fälle durchaus ins ganz Polarische übergehen. Nun, was ist das H für ein Laut? Das H ist im wesentlichen ein Blaselaut. Es ist eigentlich ein Blasen, wodurch man das H zustande bringt. Will man [das eurythmisch ausdrücken] – und das H ist in dieser Beziehung besonders charakteristisch, bei den andern Konsonanten muß es wieder abgetönt werden, aber bei H und D zum Beispiel ist es besonders charakteristisch –, da haben Sie da, wo man blasen muß [im Aussprechen], eine ausgesprochen stoßige Wirkung in der Eurythmie. Wenn Sie D aussprechen, haben Sie im Aussprechen eine stoßige Wirkung. Die müssen Sie [in der Eurythmie] polarisieren dadurch, daß Sie sie überführen in diese eigentümliche Bewegung, die beim D da war. Also es wird gerade das Stoßige des Sprechens in den Bewegungen des Lautes abgelähmt.

So also sehen Sie, daß, je nachdem man Blaselaute oder Stoßlaute hat, gerade diese Eigenschaft besonders berücksichtigt werden muß. Nun sind die Laute ja nicht bloß Blaselaute und Stoßlaute. Wodurch aber sind die Laute Blaselaute und Stoßlaute? Sehen Sie, wenn man einen ausgesprochenen Blaselaut hat, dann drückt man in dem Blasen aus die Tatsache, daß man so recht stark hinaus möchte aus sich; in dem Stoßen, daß es einem schwer wird, das Hinausgehen aus sich, daß man darinnenbleiben möchte. Aus diesem Grunde muß ja auch die eurythmische Umsetzung des Lautes in der Weise erfolgen, wie Sie gesehen haben.

Nun aber hat man auch Laute, welche das Innere mit dem Äußeren sorgfältig verbinden, Laute, die eigentlich physiologisch so sind, daß man sagt, man bringt dasjenige, worinnen man sich eigentlich so betätigen möchte, daß das Innere gleich ein Äußeres wird, daß man gleich mit seinem ganzen Menschen in die Bewegung hineingeht, das bringt man zum Stillstand, das hält man auf. Und das ist in ausgesprochener Weise dann der Fall, eigentlich nur deutlich in unserer Sprache bei einem einzigen Laut, dem R, aber es ist deshalb auch das R der umfassendste Laut, weil man nämlich wiederum mit jedem Gliede, möchte ich sagen, dem Sprachorganismus nachlaufen möchte, wenn man das R ausspricht. Man hat eigentlich beim R das Bestreben, daß man das Nachlaufen zur Ruhe bringt. Die Lippen möchten nach, wenn sie das Lippen-R sprechen und bringen das Nachlaufen zur Ruhe, die Zunge möchte nach, wenn sie ein Zungen-R spricht, und endlich der Gaumen möchte nach, wenn das Gaumen-R ertönt. Diese drei R sind ja deutlich voneinander verschieden, aber sie sind doch wiederum eins, und in der Eurythmie drücken sie sich aus (Frau Baumann: R). Also es ist ausgedrückt das In-Schwung-Bringen desjenigen, was man sonst in Stillstand bringt. Gerade dieses Nachlaufen der Lautbewegung, das ist in diesem R zum Ausdruck gekommen. Und man wird, wenn man will das andere ausdrücken, das Lippen-R besonders dadurch ausdrücken, daß man die Bewegung weiter nach unten führt, das Zungen-R, indem man sie mehr in der Horizontalen macht, und das Gaumen-R, indem man sie mehr nach oben macht. Dadurch kann man modifizieren den R-Laut in der eurythmischen Bewegung. Aber Sie sehen, seine Form kommt zustande, indem man das Zitternde des R in den Hintergrund treten läßt und mehr das Nachlaufen in ihm zum Ausdrucke bringt.

Ein ähnlicher Laut, aber so, daß man nicht ein Zittern hat in der Bewegung, sondern eine Art Welle, ist das L (Fräulein Wolfram: L). Also, Sie sehen jetzt, es ist etwas von derselben Bewegung drinnen wie im R, aber es ist ein sanfteres zur Ruhe Kommendes, ein sanfteres Erfassen des Nachlaufens, es ist eben eine Welle im Gegensatz zum Zittern, was da zum Ausdrucke kommt.

Das wäre dasjenige, was sich bezöge innerlich physiologisch, möchte ich sagen, auf das vokalisierende Tingieren des konsonantischen Lautes und auf das schon mehr ins Physische übergehende nun Tingieren mit dem Gefühle. Nun, die alleräußerste Einteilung gewissermaßen der Laute bekommt man dadurch zustande, daß man sich an die Organe hält, und da können wir etwa, indem wir wiederum vergleichen die entsprechenden Bewegungen, können wir für die Anschauung dasjenige entwickeln, was da an alleräußersten Einteilungsprinzipien, äußerlichsten Einteilungsprinzipien herauskommt. Nämlich nehmen wir einmal ein B (Frau Baumann: B). Das ist ein B, und jetzt schließen wir gleich an etwa ein T. Nun, Sie sehen aus dem, aus der ganzen Lage, die da als das dritte berücksichtigt werden muß, die sich auch ganz anschaulich in der sinnlich-übersinnlichen Anschauung ergibt, Sie sehen aus der ganzen Lage, daß wir es in dem B mit einem Lippenlaut, in dem T mit einem Zahnlaut zu tun haben. (Fräulein Wolfram, machen Sie uns ein K) K: Da ist überhaupt von der Lage herausgegangen, und die Hauptsache liegt in der Bewegung. Da haben wir es mit einem Gaumenlaut zu tun, der in der Aussprache, in der Tonaussprache der ruhigste ist, der aber in die Bewegung übergehen muß, in seine polarische Gegenseite in der äußerlichen Eurythmisierung. Nun, es übergreifen sich die Konsonanten in bezug auf diese ihre Eigenschaften; die eine Einteilung greift eben in die andere hinein, und wir können etwa folgendes uns als eine Art Hilfe merken:

Nehmen Sie die Lippenlaute, ich will nur die allerausgesprochensten aufschreiben, etwa W, B, P, F, M. Inwiefern die vokalische Tingierung mitspricht, können Sie ja dadurch ergründen, daß Sie einfach die Sache aussprechen. Also das brauche ich nicht anzugeben. Nehmen wir jetzt die Zahnlaute: D, T, S, Sch, L, wozu wir auch das englische Th und N [nehmen können]. Und nehmen wir jetzt die Gaumenlaute: G, K, Ch, dann dieses französische, etwa Ng.

Und nun das R müßten wir eigentlich überall hinschreiben, denn es hat überall seine Nuance [es wird an die Tafel geschrieben].*

T 3

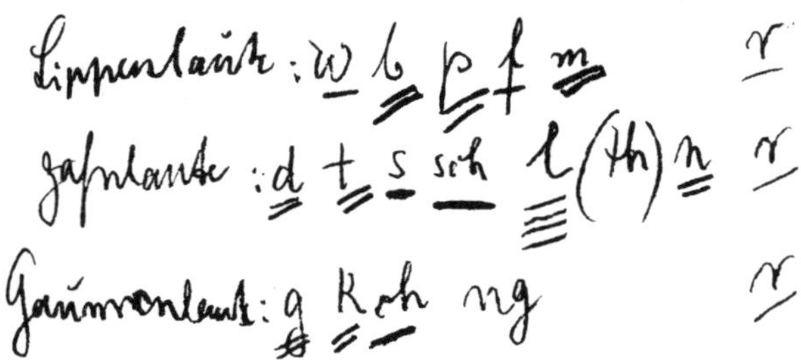

Wenn Sie nun den andern Gesichtspunkt der Einteilung nehmen, werde ich Ihnen weiße Striche darunter machen überall, wo wir es zu tun haben mit einem ausgesprochenen Blaselaut: W, F, S, Sch und etwa noch Ch. Das wären ausgesprochene Blaselaute. Ich werde Ihnen rote Striche darunter machen, wo wir es mit ausgesprochenen Stoßlauten zu tun haben: B, P, M, D, T, N, und das R ist ja ein Zitterlaut, dann wären noch etwa G und K. Der Zitterlaut ist dann das R; und mit einem ausgesprochenen Wellenlaut, der also in einem gewissen Sinne wegen des weichen Übergehens in die Bewegung innerlich sein muß, mit einem ausgesprochenen Wellenlaut haben wir es im Grunde genommen nur in dem L zu tun (gelb).

Diese drei Einteilungsprinzipien, die vokalisierende Tingierung, das

* An der Tafel wurden die Laute zwar in kleinen Buchstaben angeschrieben, wegen der besseren Lesbarkeit wurden im laufenden Text aber Großbuchstaben eingesetzt.

Blasen, Stoßen, Zittern, Wellen und alles dasjenige, was dann wiederum zusammenhängt mit dieser äußeren Einteilung [in Zahn-, Lippen- und Gaumenlaute], das kommt in den Formen, die da sind für das Eurythmisieren, kommt in diesen Formen zum Ausdrucke. Nur müssen Sie natürlich sich klar sein darüber, wie stark diese Einteilungsprinzipien wiederum einander alterieren. Wenn wir es also zum Beispiel mit dem L zu tun haben, haben wir es mit einem ausgesprochenen Zahnlaut zu tun, der also alle Eigenschaften des Zahnlautes haben muß, und dann haben wir es mit einem Gleitlaut zu tun, mit einem Wellenlaut, der die Eigenschaften des Wellens haben muß. Er ist aber außerdem sehr stark in das Innere gebunden. Wir haben es also mit einem, wenigstens in unserer Sprache, mit einem Tingieren von innen heraus zu tun. Wir sagen nicht: Le, sondern wir sagen: eL, und haben auch da den Übergang von älteren Formen, wo man überhaupt, ich möchte sagen, sehnsüchtig entwickelte ein äußeres Eingreifen und es daher sehr stark zustande kam, wo man also geradezu ein Wort* brauchte, um so etwas auszudrücken, um dieses Hinübergehen in das Äußere so recht zum Ausdrucke zu bringen. Wir haben es also bei den einzelnen Buchstaben durchaus zu tun mit einem Abbilden desjenigen, was innerlich vorgeht.

Nun sehen Sie, bevor wir jetzt die einzelnen Konsonanten durchnehmen, wollen wir uns noch das Folgende vor die Seele führen: Wir haben gestern bei dem A anführen können – und wir haben ja auch schon seine Metamorphose studiert –, wir haben anführen können, daß es zusammenhängt mit all denjenigen Kräften im Menschen, die ihn gierig machen, die ihn nach dem Animalischen hin organisieren. Das A liegt ja tatsächlich dem Animalischen im Menschen am nächsten, und man kann schon in einer gewissen Weise sagen, das A tönt aus dem Tierischen des Menschen, wenn es ausgesprochen wird, heraus. Und ganz gewiß ist das A, was ja auch durch die geistige Forschung bestätigt wird, ein Laut, welcher am allerfrühesten beim Menschen auftrat, sowohl in der phylogenetischen wie in der ontogenetischen Entwickelung. In der letzteren – Sie wissen ja, es gibt auch ein falsches Entwickeln –, in der ontogenetischen Entwickelung ist es natürlich etwas kaschiert; aber dasjenige, was zuerst aufgetreten ist in der menschheitlichen Entwickelung, das ist der noch ganz aus dem Tierischen herausklingende A-Laut. Und wenn wir bei Konsonanten nach dem

* ein Wort: lambda, der elfte Buchstabe des griechischen Alphabets.

A hintendieren, so appellieren wir auch noch an dasjenige, was in dem Menschen die tierischen Kräfte sind. Darauf ist ja der ganze Laut, wie Sie gestern haben sehen können, nun eigentlich geformt. Verwenden wir ihn nun therapeutisch, den Laut, so wie er gestern vor unsere Seele getreten ist, so bekämpfen wir also dasjenige, was namentlich Kinder, aber auch Erwachsene zu kleineren oder größeren Tierchen macht. Und wir können durch solche Übungen in der Enttierung des Menschen schon, ich möchte sagen, ganz Anständiges leisten.

Und nun gehen wir über zum Beispiel jetzt zum U-Laut. Da haben wir ja gestern gesagt, er ist derjenige Laut, den wir therapeutisch verwenden, wenn der Mensch nicht stehen kann. Sie haben das gestern gesehen; es ist derjenige Laut, welcher in einer gewissen Beziehung dadurch schon in seiner Formung ausdrückt diese seine physiologisch-pathologische Beziehung, welcher schon in seiner Formung als Sprachlaut ausdrückt,* daß das U ja gesprochen wird beim höchsten Grad des Zusammenschlusses des Mundes, der Zahnspalten, etwas vorgestreckten Lippen, so aber, daß die Mundspalte verengert wird und diese Lippen vibrieren dann. Sie sehen daraus, daß es eine beim Sprechen wesentlich äußere Bewegung ist, die man sucht im U. Es ist am stärksten versucht, das Bewegliche im Aussprechen des U heraus zu charakterisieren. Daher tritt beim eurythmischen U physiologisch das Gegenteil ein, das Hervorrufen der Standfestigkeit, was ja dann auch beim U** in der Kunst-Eurythmie wenigstens angedeutet vorhanden ist.

Wenn Sie dann die andern Vokale ins Auge fassen, so werden Sie sehen, daß wir eine fortschreitende Verinnerlichung des Vokales haben. Wenn Sie also das O ins Auge fassen, ein Zusammenschieben, möchte ich sagen, der Lippen nach vorne, ein Verkleinern der Mundöffnung, und wenigstens die Bemühung der Verkleinerung der Mundöffnung; dieses wird ins Gegenteil hinüber polarisiert durch das Umfassende, was in der O-Bewegung beim Eurythmisieren liegt. Gerade bei solchen Dingen sieht man den natürlichen Zusammenhang der Sache. In dem sprachlichen Handhaben des O liegen schon durchaus gewisse Kräfte. Und in Sprachen, in denen das O besonders stark vorhanden ist, in solchen Sprachen wird die meiste Anlage bei den

* Laut Stenogramm wörtlich: ... welcher schon in seiner Formung ausdrückt das, auch erst als Sprachlaut in seiner Formung ausdrückt das, daß ...

** Laut Stenogramm: beim Kunst-U in der Eurythmie.

Menschen vorhanden sein zum Dicklichwerden. Sie können das durchaus als eine Richtlinie betrachten für das Studium der sprachphysiologischen Vorgänge.* Wenn man eine Sprache ausbilden würde, die im wesentlichen nur aus Modifikationen des O bestehen würde, wo also die Menschen die eigentümliche Lippen- und Mundformierung, die sie beim O vornehmen, immerfort ausführen müßten, so würden das alles Dickbäuche werden. Wenn man nun auf der einen Seite hat dieses, ich möchte sagen Tendieren zum Dickbäuchigen beim O, so wird man leicht verstehen können, warum das O umgekehrt wiederum die Bekämpfung des Dickbäuchigen darstellt, wenn es eurythmisch ausgeführt wird und in der entsprechenden Weise metamorphosiert wird, wie wir das gestern getan haben.

Anders ist die Sache zum Beispiel beim E. Eine Sprache, welche besonders E-reich ist, die wird eben Dünnlinge erzeugen, schwächliche Menschen erzeugen. Und damit hängt wiederum zusammen dasjenige, was ich gestern über die Behandlung von Dünnlingen, also von schwächlichen Menschen gesagt habe in bezug auf die Behandlung des E. Sie werden sich erinnern, daß ich also gerade gesagt habe: bei Schwächlingen ist die E-Bewegung mit ihrer Modifikation ganz besonders anzuwenden.

Nur bei allen diesen Dingen ist etwas zu berücksichtigen, nämlich das: Wenn man die Formen äußerlich betrachtet, dann kommt man nicht auf das Richtige, man muß sie in ihrem Werden innerlich erfassen. Man muß also weniger ins Auge fassen dasjenige, was sich äußerlich ausdrückt, sondern die Tendenz dazu. Die Tendenz zum Dickwerden, die ist es, die durch das O bekämpft wird, und die Tendenz, dünn zu bleiben, ist es, die durch das E bekämpft wird. Und darauf muß man schon deshalb aufmerksam machen, weil, wenn man die Eurythmie zu Heilzwecken anwendet, dann muß man mehr sehen auf die Kräfte, die vorhanden sind im oberen Menschen und die nach einer Weitung gehen, und die Kräfte, die im unteren Menschen vorhanden sind, die mehr nach dem Linienhaften hintendieren. So muß ich sagen, indem der Mensch das O ausspricht, weitet** er eigentlich das Lebendige.

* Unklar im Stenogramm. Von Helene Finckh übertragen als «Forderungen», dann gestrichen mit Fragezeichen. Andere Lesart wäre «Vortragsstudien».

** Stenogramm nicht eindeutig: «weitet» kann auch als «bildet» gelesen werden, ebenso «das Lebendige» als «das Folgende».

T 3

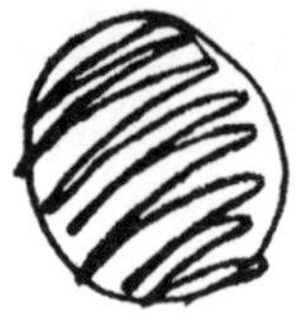

Sehen Sie, der Kopf des Menschen, der ist ja, wenn ich es grob zeichne, in einer gewissen Weise eine Kugel, und er ist auch geisteswissenschaftlich die richtige Nachbildung der Erdkugel. Er ist ein Abbild aller derjenigen Kräfte, die in der Erdkugel zentralisiert sind, und eigentlich aufgebaut wird er in seinem Werden durch dasjenige, was in den Mondenkräften liegt. Aber das baut ihn eben so auf, daß er eine Art Erdkugel wird. Das hängt ja mit der Kosmologie, mit der Kosmogonie eigentlich zusammen. Wie aus der Mondenphase die Erdphase hervorgegangen ist, so geht aus den mondbildenden Kräften, die so sehr stark an dem Aufbauen des menschlichen Kopfes betätigt sind, dann der Kopf des Menschen hervor, der ja eben von sich aus einfach eine Kugel zu werden trachtet, in seiner kugeligen Form nur modifiziert ist dadurch, daß Brust und der andere Leib daran hängen, die die Kugelform modifizieren. Wenn er sich selbst überlassen wäre, der Kopf, würde er eine richtige Kugel werden. Aber daß das nicht ist, das rührt davon her, daß die andern beiden Glieder der menschlichen Natur mit dem Kopf zu tun haben und seine Gestalt beeinflussen.

T 3

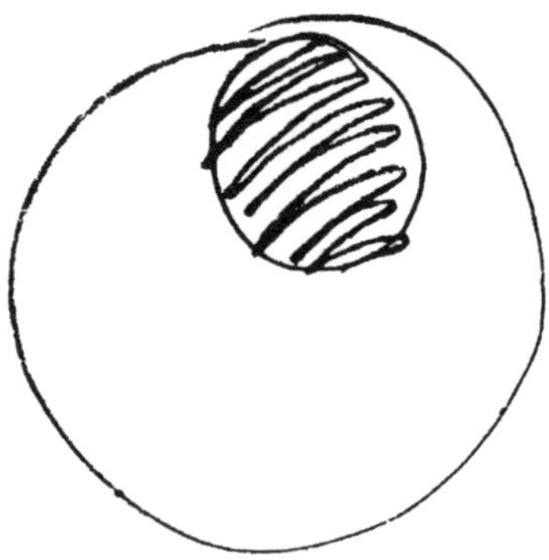

Wenn man nun O ausspricht, da versucht man dasjenige, was sich in der Kugelform des Kopfes zum Ausdrucke bringt, im ganzen Ätherkopfe zum Ausdruck zu bringen. Und da hat man das Bestreben, sich einen zweiten Kopf zu formen. Derjenige, der O ausspricht, der hat das Bestreben, richtig sich einen zweiten Kopf zu formen [äußere Kreislinie] (lila), und man kann schon sagen, im O-Aussprechen, da bläht sich der Mensch seinem Kopfe nach auf, er bläht sich auf, er bläst sich aus, und er erweckt gerade dadurch die Kräfte, die ihn an dem andern Pol zum Dicklichwerden veranlassen. Die Dinge sind schon auch bildlich anzuschauen. Er wird zum Dicklichwerden veranlaßt, indem er sich seinen Kopf selber aufbläst. Wenn man nun dieser Tendenz, wenn ich so sagen möchte: ätherisch zum Dickkopf zu werden – also das ist jetzt nicht ein dicker Kopf, sondern ätherisch ein Dickkopf zu werden, das heißt, ein großer Kopf zu werden –, wenn man dem entgegenarbeiten will, so muß man versuchen, ihn zu runden, auf der andern Seite wieder hereinnehmen. Und das ist der Protest des Dickkopfes. Es ist daher ein O polar ausgebildet. Die einzelnen Laute haben nämlich alle eine Empfindungsnuance, die wiederum im Organismus tief begründet ist, denn sie liegt ja im Unbewußten, und daher das Bedeutsame des innerlichen Wesens der Laute. Sehen Sie, der Frosch, der sich gerne zum Ochsen aufblasen möchte, der ist wirklich für denjenigen, der die Sache sich so recht übersinnlich beschaut, der ist derjenige, von dem fortwährend müßte ausgehen, wenn er sich verwirklichen könnte, ein kanonenhaftes O-Tönen. Das ist das Eigentümliche, daß man eben muß auf solche Dinge, ich möchte sagen zum Verdeutlichen eingehen, wenn man diese Dinge innerlich verstehen will.

Beim E, da ist es deutlich umgekehrt. Sehen Sie, beim E, da ist eigentlich das vorhanden, daß der Mensch sich innerlich fassen will, sich innerlich zusammenziehen will. Daher ja auch in der Eurythmie das Berühren seiner selbst, dieses Gewahrwerden seiner selbst: Sie nehmen sich einfach wahr, wenn Sie den rechten Arm über den linken legen. Geradeso, wie wenn Sie einen Gegenstand draußen empfinden, wenn Sie ihn angreifen, so nehmen Sie sich selbst wahr. Noch deutlicher wäre das also ausgedrückt, wenn Sie einfach mit der linken Hand den rechten Arm umfassen würden – in der Kunst müssen die Dinge alle angedeutet sein –, aber wenn Sie hier das einfach fassen würden, so betasten Sie sich selber. Das Sich-selber-Betasten, das ist in dem eurythmischen E besonders zum Ausdruck gekommen. Und dieses Sich-Betasten, dieses Sich-selber-Betasten, das ist ja durch den ganzen menschlichen Organismus durchgeführt. Und Sie können es studieren, dieses Sich-selber-Betasten, wenn Sie einfach das Verhältnis studieren, in dem am Rücken des Menschen sich äußern diejenigen Nervenverläufe, die in der gewöhnlichen Physiologie irrtümlich die motorischen, und diejenigen, die die sensitiven genannt werden. Da, wo dieses Motorische, das aber im Grunde genommen auch ein Sensitives ist, da, wo dieses Motorische mit dem Sensitiven zusammenkommt, entsteht eine solche Art des Umfassens. Es ist so, daß tatsächlich die Nervenstränge fortwährend am menschlichen Rücken ein E bilden, und daß in diesem E-Bilden wirklich auch das Zustandekommen des Sich-innerlich-Fühlens des Menschen liegt, was dann nur im Gehirn differenziert zur Tatsache wird. Dieses E-Bilden, das also eigentlich in der Ebene verläuft, wir haben es gestern versucht nachzubilden. Und Sie werden sehen, daß das, was wir gestern versucht haben nachzubilden, direkt in der äußeren Bewegung und in der Bewegungslage andeutet, wie das innerliche E-Machen des Menschen sich eigentlich summiert zu der Vertikalen. Wie sich der Kopf aufplustert, wie der Kopf ein Blaseengel werden will, so summiert sich dieses E-Werden, dieses Sich-im-Punkte-Zusammenfassen, das summiert sich in der Vertikalen, in der Höhenlinie.

Es ist aber [ein] fortwährendes, aufeinanderfolgendes Sich-Zusammenfassen übereinanderstehender E's; und das drückt ja wirklich aus, was nun deutlich hervorgeht, wenn man beobachtet Schwächlinge. Sie haben die Tendenz, ihren Ätherleib fortwährend zu strecken. Sie wollen ihn strekken, sie ziehen ihn nicht in einem Punkt zusammen, was der eigentliche Gegensatz wäre zu der Tätigkeit des Hauptes. Das ist nicht der Fall, sondern sie versuchen ihn zu strecken, eben dadurch ausführend die Wiederholung des Punktes. Und dieses Strecken, das sich zum Ausdrucke bringt eben gerade bei schwächlich werdenden Menschen, also nicht das Strecken im physischen, sondern das Strecken im Ätherleib, dieses Strecken ist es, dem entgegengearbeitet wird mit der Ausformung desjenigen E, von dem wir gestern gesprochen haben.

So, denke ich, können Sie schon sehen, wie zwischen dem, was eurythmisch vorliegt, und den menschlichen Bildungstendenzen ein innerer

Zusammenhang ist, wie wirklich aus dem Menschen herausgeholt ist dasjenige, was in ihm als Bildungstendenzen vorhanden ist. Und es ist ja so, daß diese Bildungstendenzen, die sich zunächst äußern im Wachstum, in der Formung des Menschen, in der Ausgestaltung also, daß diese Tendenzen sich spezialisieren und lokalisieren wiederum in der Ausbildung des Sprachorganismus, dieses speziellen Organismus. Da sind sie gewissermaßen zusammengehäuft, die Bildungstendenzen, die sonst über den ganzen Menschen verbreitet sind. In der Ausbildung der Eurythmie gehen wir jetzt wiederum zurück. Wir gehen von den lokalisierten Tendenzen zu dem ganzen Menschen über und setzen so entgegen dem Spezialisierten der menschlichen Organisation im Sprachorganismus eine andere Spezialisierung, die Spezialisierung im Willensorganismus. Denn der ganze Mensch, insofern der ganze Mensch Stoffwechselorganismus ist und auch Gliedmaßenorganismus ist –, man bewegt ja auch am Kopfe so manches, also der Kopf ist auch in einem gewissen Sinne Gliedmaßenorganismus, und es kann ja sogar das anschaulich werden bei den Menschen, die dann etwas mehr können in dieser Beziehung; nicht wahr, Menschen, die die Ohren bewegen können und so weiter, die zeigen ja ganz deutlich, daß das Bewegungsprinzip, das Gliedmaßen-Bewegungsprinzip in die Hauptesorganisation hineingehen kann – der ganze Mensch ist in dieser Beziehung Ausdruck des Willensmäßigen. Das Willensmäßige, das drücken wir wiederum aus, wenn wir zur Eurythmie übergehen. Nun möchte ich zum Schlusse etwas erwähnen, bevor wir morgen dann weitergehen in der speziellen Ausarbeitung und Ausgestaltung der Laute, im weiteren zu den Kombinationen der Laute, ich möchte noch etwas Geschichtliches erwähnen.

Sehen Sie, Willensbewegung des Menschen und Intellektbewegung des Menschen, das sind zwei Kräfteentwickelungen des Menschen, die mit verschiedener Geschwindigkeit vor sich gehen. Der Intellekt des Menschen entwickelt sich in unserem Zeitraum schnell, der Wille langsam. So daß wir jetzt schon als Angehörige der ganzen Menschheitsentwickelung mit unserem Intellekt den Willen überholt haben. Das ist die allgemeine Zivilisationserscheinung, daß wir mit unserer Intellektentwickelung die Willensentwickelung überholt haben. Die Menschen sind heute sehr stark intellektuell, was eben nicht beweist, daß sie mit ihrem Intellekt auch viel anzufangen wissen. Sie sind eben sehr stark intellektuell, aber sie wissen nicht viel [damit] anzufangen; daher wissen sie intellektuell so wenig. Aber dasjenige, was sie intellektuell wissen, das fassen sie so auf, als ob sie in ihm mit einer gewissen Sicherheit wirken. Der Wille entwickelt sich langsam. Und Eurythmisieren ist zunächst auch, abgesehen von allem übrigen, ein Versuch, den Willen wiederum hereinzubringen in die ganze Menschheitsentwickelung. Und tritt dann die Eurythmie therapeutisch auf, so müssen wir doch auf das Folgende eben hinweisen. Wir müssen sagen: Die Überentwickelung des Intellekts, sie drückt sich auch aus besonders in den organischen Begleiterscheinungen der Sprachentwickelung. Unsere Sprachentwickelung, die ist eigentlich heute schon in unserer modernen Zivilisation etwas, was durch seine Übermenschlichkeit unmenschlich wird, indem wir heute Sprachen lernen so, daß wir so wenig noch ein Gefühl haben davon, ein lebendiges Gefühl haben davon, was in den Worten drinnen liegt. Es sind ja die Worte eigentlich nur Zeichen. Was haben die Menschen noch für ein Gefühl, was in dem Worte drinnen liegt? Ich möchte wissen, wie viele Menschen gehen durch die Welt und werden aufmerksam darauf, daß zum Beispiel speziell beim Erlernen der deutschen Sprache die Form der Rundung, des Rundens, was ich ja gerade aufgezeichnet habe, ist in dem Worte «Kopf», was mit Kohl zusammenhängt, daher man auch Kohlkopf sagt, was eigentlich nur eine Retuschierung ist; man metamorphosiert im Zusammenhange dieses Runden. Das ist da ausgedrückt. In romanischen Sprachen – testa, testieren –, da drückt sich das aus mehr von innen heraus, das seelische Wirken durch den Kopf. Dieser Unterschied dessen, was in der Sprache drinnenliegt, die Leute haben kein Gefühl mehr davon, die Sprache ist abstrakt geworden. Wenn Sie gehen, gehen Sie mit den Füßen. Warum sagen wir «Füße»? Ja, sehen Sie, das ist eine Metamorphose des Wortes «Furche», und ist entstanden dadurch, daß man angeschaut hat, daß man also eine Furche andeutet, indem man geht. Es ist durchaus verloren worden das Bildhafte, das in der Sprache liegt; und wenn man will dieses Bildhafte wieder hineinbringen in die Sprache, dann muß man eben zur Eurythmie greifen.

Nun ist jedes Wort eigentlich – ich spreche jetzt eine Tatsache, die sich im feineren menschlichen Organismus zum Ausdrucke bringt, die spreche ich mit groben Worten aus, aber wir haben ja nur grobe Worte –, jedes

Wort, das ohne Bildlichkeit erlebt wird, ist eigentlich eine innerliche Krankheitsursache. Und man kann sagen: Die Zivilisationsmenschheit von heute leidet chronisch an demjenigen, was das abstrakte Sprechenlernen, das nicht mehr bildliche Empfinden der Worte in ihr bewirkt. – Das geht sehr weit, das geht vor allen Dingen so weit, daß diese organische Begleiterscheinung sich ausdrückt in einer sehr starken Neigung zum Unrhythmischwerden des rhythmischen Systems und zu einem Verweigern der Kräfte des Stoffwechsels von seiten des Menschen, der seine Sprache abstrakt gemacht hat. Und es ist so, daß man tatsächlich beikommen kann dem, was ruiniert wird an dem Menschen heute durch die Sprache, durch die Sprache, die ja im zarten Kindesalter erworben wird, die, wenn sie unbildlich erworben wird, wirklich Zustände hervorruft, die später sich auswachsen, auswachsen in allen möglichen Krankheitsformen, die eben aber auch wieder bekämpft werden können durch dasjenige, was therapeutische Eurythmie ist. So daß man also ganz organisch die Heileurythmie einfügen kann in die Heilbehandlung überhaupt.

Es ist durchaus so, daß, wer versteht, daß Geistig-sich-Entwickeln eigentlich immer etwas ist von Krankwerden – wir müssen schon einmal das mitnehmen, das Krankwerden in der geistigen Entwickelung –, der muß auch darauf bedacht sein, daß nun nicht bloß mit äußeren physischen Studien gekämpft wird gegen dieses Krankwerden durch die Zivilisation, sondern auch mit äußeren Mitteln. Wir legen in die Bewegungen des Eurythmisierens eben Seele und Geist hinein und können dadurch bekämpfen dasjenige, was auf der andern Seite Seele und Geist von sich aus tun, aber eben im zarten Kindesalter oftmals so tun, daß die Wirkung ihres Tuns, wenn es sich auswächst im späteren Alter, eben als Krankheitsursache empfunden wird. Das ist das, was ich heute sagen wollte.

VIERTER VORTRAG

Dornach, 15. April 1921

Meine lieben Freunde, die Vokale eurythmisch wirken durchaus, wie wir gesehen haben, mehr oder weniger unmittelbar auf den rhythmischen Organismus. Bei den konsonantischen eurythmischen Bewegungen handelt es sich darum, daß ja allerdings auch auf den rhythmischen Organismus gewirkt wird, jedoch auf dem Umweg durch den Gliedmaßen-Stoffwechselorganismus. Und da handelt es sich natürlich zunächst darum, daß wir die Einzelheiten einfach uns heute einmal ansehen, denn man bekommt im Grunde eine Anschauung von dem, um was es sich handelt, nur wenn man auf die Einzelheiten eingehen kann. Nun werden wir die wichtigsten eurythmischen Konsonantierungen einmal durchmachen. Vielleicht sind Sie noch einmal so gut und machen Sie uns ein B vor, Fräulein Wolfram, und jetzt dieses B so, daß Sie es im Gehen machen. Jetzt versuchen Sie aber so zu gehen, daß ein Bein etwas Armbewegung nachahmt beim Gehen; das B wiederholen. Nun denken Sie sich das immer schneller und schneller gemacht und – sagen wir zunächst einmal – vier bis fünf Minuten lang richtig wiederholt. Vielleicht ist dann Frau Baumann so gut und macht uns jetzt das P in derselben Weise vor. Es ist ja der Unterschied nicht groß. Jetzt müßten Sie versuchen, dieses mit den Beinen auch zu machen. Das gibt natürlich eine komplizierte Beinbewegung, die sehr ähnlich ist den Bewegungen bei der Toneurythmie (nicht auftreten dazwischen). Das muß nun hintereinander oft gemacht werden von dem, bei dem man durch das P etwas erreichen will.

Nun hängen ja alle diese Bewegungen, die das Konsonantieren betreffen, zusammen mit all demjenigen in der Verdauung, das jenseits der Magen-Darmtätigkeit liegt; also wenn wir ins Auge fassen – nicht wahr, den eigentlichen Darmraum, den die Speisen durchmachen, von dem sehen wir jetzt ab –, aber dasjenige [ins Auge fassen], was Außenwand des Darmes ist und wo sich wieder der Speisebrei durchschiebt durch die Darmzotten und so weiter und dann übergeht in Lymphe und Blut, also in jenseits der eigentlichen ersten Verdauungstätigkeit Liegendes. So daß solche Bewegungen, wie Sie sie jetzt eben ausgeführt gesehen haben, tatsächlich zurückwirken auf die innere Verdauung, auf alles dasjenige, was Verdauungstätigkeit ist in den Blutgefäßen, was Verdauungstätigkeit ist aber namentlich in den Nieren. Also wenn es sich darum handeln sollte, die Nierentätigkeit zu regulieren, dann würden Sie solche Bewegungen ausführen lassen. Gerade diese Bewegungen, die wir jetzt als B- und P-Bewegungen ausgeführt haben, das ist dasjenige, was im eminentesten Sinne auch auf die Regulierung der Nierentätigkeit, also auf die Harnentleerung zum Beispiel regulierend wirkt. Diese Zusammenhänge sind für den ganz gewiß außerordentlich interessant, der sich erinnert, wie überhaupt das ganze Zirkulationswesen im Menschen eben zusammenhängt mit der Sprache, und wie daher auch sich ein Zusammenhang herausstellt zwischen dem, was sich vom Stoffwechsel her in das Zirkulationssystem hineinschiebt, und dieser besonderen Form des Lautierens, des Konsonantierens.

Nun versuchen wir einmal ein D zu machen. Nun versuchen Sie, dieselbe Bewegung zu machen mit den Beinen, indem Sie versuchen zu hüpfen, aber während des Hüpfens die Beine etwas in den Knien beugen so, daß Sie sie, indem Sie hüpfen, zu gleicher Zeit in den Knien beugen. Aber man muß dabei versuchen, die Patienten immer stärker und stärker dieses Beugen in den Knien und Hüpfen machen zu lassen und [sie] springen zu lassen. Vielleicht macht uns Frau Baumann vor das T, und dem entspräche jetzt ein Vorwärtshüpfen in dem Versuch, X-Beine zu bilden. Also Sie machen den Versuch, im Vorwärtsschreiten auswärts zu hüpfen und X-Beine zu machen. Das ist dasjenige, was man ausführen muß. Es handelt sich ja hier zunächst darum, die Sache zu demonstrieren. Da haben wir also D und T. Es ist wirklich so, daß man bei diesen Dingen, wenn man den sogenannten weichen Laut ausführt, abhelfen kann gelinderen Dingen nach dieser Richtung; wenn man den sogenannten harten Laut ausführt, den schärferen Dingen nach dieser Richtung. Diese Laute D und T sind tatsächlich so. Man muß sie natürlich minutenlang wiederholen lassen von den Patienten, bis die recht müde werden – bei diesen Dingen handelt es sich wirklich darum, die Dinge ausführen zu lassen bis zur Ermüdung. Dann, wenn man sie bis zur Ermüdung ausführen läßt, so sind insbesondere dieser D- und T-Laut eine Kraft, die stärkend wirkt auf die Darmtätigkeit, und insbesondere zwar auf diejenige (Darmtätigkeit), die im Verstopftsein zur Ausführung* kommt. Also man kann da manchen Verstop-

* «zur Ausführung» laut Stenogramm; in früheren Ausgaben: «zum Ausdruck».

fungen entgegenarbeiten. Es ist ja für den, der die physiologischen Zusammenhänge kennt zwischen dem Sprachorganismus, der ja die Bewegung aufnimmt im Sprechenlernen, und dem Stoffwechsel-Gliedmaßenorganismus, für den ist ja unbedingt eine solche Sache anschaulich.

Nun, vielleicht sind Sie so gut, Fräulein Wolfram, und machen uns einen G-Laut vor. Nun handelt es sich darum, daß Sie wiederum versuchen, in einer ähnlichen Weise mit Bildung von X-Beinen vorwärtszuhüpfen. Dasselbe wäre mit dem K-Laut (Frau Baumann). Und nun müssen Sie mit scharf auseinandergespreizten Beinen versuchen vorwärtszurücken, ebenso mit dem Q, aber das ist ja dasselbe. Da haben wir eine Bewegung, sowohl beim G, wie beim K, wie beim Q, welche schon anregend wirkt auf die Fortbewegung, auf die innere Mechanisierung des Darmes, also welche die Bewegungen des Darmes selber fördert. Der Unterschied in der physiologischen Wirkung zwischen D und T, G, K und Q ist der, daß bei D und T mehr eine Wirkung in dem Verarbeiten der Speisen selber da ist, währenddem bei G, K und Q mehr eine Wirkung auf die Fortbewegung der Speisen im Darm vorhanden ist, also wenn der Darm selber stockt.

Besonders wichtig ist ja und therapeutisch fruchtbar anzuwenden der S-Laut (Fräulein Wolfram). Nun, wenn Sie diesen S-Laut machen, so handelt es sich eben darum, daß Sie hüpfend, überhaupt hüpfend mit fortwährendem Behalten der Beine in der O-Form vorwärtshüpfen und diesen S-Laut machen. Und dieses hängt tatsächlich, namentlich dadurch, daß man in dieser O-Form fortwährend die Beine also aufsetzt, das hängt zusammen sogar sehr innerlich mit der menschlichen Verdauungstätigkeit, also mit der Stoffwechseltätigkeit, wie sie wiederum zurückwirkt auf den ganzen menschlichen Organismus. Und man hat gerade an diesen Bewegungen etwas, was man machen lassen kann auch von Kindern, die mangelhafte Verdauung zeigen und dadurch Kopfschmerzen zeigen, denn besonders regulierend wirkt diese Bewegung auf die Gasentwickelung im Darm. Wenn diese nicht in Ordnung ist, also zu gering oder zu stark, so wird insbesondere diese Bewegung im eminentesten Sinne wichtig* wirken.

Dann haben wir den F-Laut (Frau Baumann). Da handelt es sich um etwas Psychisches. Da muß man versuchen, den Sprung so auszuführen: Man setzt an zum Springen und versucht vorwärtszukommen, aber jetzt

* Früher «richtig».

beim Aufspringen streng mit den Zehenspitzen aufzutreten, jetzt Hacken auf – jetzt wiederum Hacken auf, jetzt wiederum Hacken auf. Beim V würde es ebenso sein. Da haben wir eine Bewegung, welche praktiziert werden sollte, wenn man findet, daß die Harnentleerung nicht in Ordnung ist. Also es wirkt anregend auf die Harnentleerung. Wenn man also aus irgendwelchen Gründen genötigt ist, diese irgendwie anzuregen, dann sollte man diese Bewegung ausführen lassen.

Es ist natürlich durchaus möglich, daß man in der mannigfaltigsten Weise diese Bewegungen kombiniert, denn man wird ja, wenn man zu behandeln hat, finden, daß man, das eine oder das andere nach der einen oder der andern Richtung hin kombinierend, zu wirken hat.

Wenn wir ein R machen – (Fräulein Wolfram), und jetzt bitte ich Sie, so das R zu machen, daß Sie deutlich machen immer so beim Vorwärtsschreiten, wiederum strecken, dann mit dem linken [Bein] so auftreten, strecken [hier führte Rudolf Steiner die Beuge- und Streckbewegung selber vor]. Und während Sie in dieser Weise immerfort mit den abgebeugten Beinen versuchen, beim Vorwärtsschreiten aufzutreten, versuchen Sie das R zu machen. In dieser Weise müßte das ausgebildet werden. Dieses R, das ist etwas, wenn es also ein paar Minuten mit einem Menschen geübt wird, etwas, was – nur müßte es ja öfters am Tage dann geübt werden –, etwas, was den Entleerungsrhythmus, wenn er nicht in Ordnung ist, regelt. Das ist also etwas, was direkt auf den Entleerungsrhythmus hinüberwirkt, was den Entleerungsrhythmus regelt.

Es ist auch sonst für das Beobachten der ganzen Dynamik des Menschen wichtig, diese Zusammenhänge, die auf diese Weise zutage treten, ins Auge zu fassen, wenn es auch natürlich durchaus notwendig ist, daß man diese Bewegungen nicht dilettierend ausführt, sondern daß sie durchaus eben, wenn sie ausgeführt werden, sachgemäß ausgeführt werden nach der Diagnose.

Nun ein L (Frau Baumann), wiederum in Verbindung mit der Bemühung, die Beine in die X-Lage zu versetzen und vorwärtszuhüpfen – zusammenziehen – wiederum machen. Das müßte zu gleicher Zeit aber eine Anstrengung sein, vorwärtszuhüpfen. Die Vorwärtsbewegung ist in einem solchen Falle durchaus nötig. Diese Bewegung, die wirkt ganz besonders stark ein auf die Peristaltik, auf die Darmbewegung selber. Es ist so, daß man diese Bewegung auch verwenden kann, indem man den Patienten rückwärts sich bewegen läßt in derselben Weise. Das wird er nur sehr viel schwerer lernen, aber auf die Darmbewegung, auf die Peristaltik wirkt das in ganz bedeutsamer Weise regulierend ein, wie überhaupt alle diese Bewegungen regulierend einwirken vom Gliedmaßen-Stoffwechselorganismus aus bis in dasjenige, was ja dann die Dependenz ist des Gliedmaßen-Stoffwechselorganismus in dieser Beziehung, oder wenigstens, was das daran Anschließende ist, die Zirkulation und auch die Atmungsbewegung.

Nun, ein ganz besonders interessanter Buchstabe ist das H, dieses H, welches eigentlich den meisten Vokalen auch anhaftet. Also dieses H, das nun so vom Gehen zu begleiten ist, daß man versucht, das Gehen dann so zu gestalten dabei: Man versucht, mit aneinandergestellten Beinen zunächst zu stehen, vorwärtszuhüpfen, und dann während des Vorwärtshüpfens die Beine zu spreizen und dann wieder aufzuschlagen mit den geöffneten Beinen, immer mit Vorwärtsbewegen. Das ist eine Bewegung, die aber – das bitte ich zu berücksichtigen –, die aber durchaus langsam ausgeführt werden muß. Bei den andern Bewegungen kommt es darauf an, daß man sie schnell ausführt, diese Bewegung aber müßte langsam ausgeführt werden, und es müßten auch Ruhepausen sein zwischen den einzelnen Sprüngen. Bei dieser Bewegung ist das zu berücksichtigen aus dem Grunde, weil diese Bewegung sehr stark wirkt auf die Regulierung der Darmtätigkeit in der Gegend, wo der Übergang ist vom Magen in den Darm. Also es ist daher, wenn man bemerkt, daß irgend jemand die Speisen nicht herausbekommt aus dem Magen in den Darm hinein, so ist es von großem Vorteil, diese Bewegung machen zu lassen; aber wie gesagt, in Ruhe und mit einem Stillstehen nach jedem einzelnen Hüpfen.

Nun haben wir dann das M (Frau Baumann). Und dieses M machen nun im Kiebitzschritt, also das M im Kibietzschritt machen. Es ist gut, wenn man den einen Gang mit dem einen Bein machen läßt und den andern Gang mit dem andern Bein (hin und her). Man kann ja auch den Kiebitzschritt wieder zurück machen lassen und dann mit dem andern Bein wieder ihn vorwärts machen lassen. Diese Technik, den Kiebitzschritt zurück machen zu lassen, das ist etwas, was angeeignet werden sollte. Das ist nun in der Tat eine Bewegung, die wichtig ist zu studieren, denn das M in dieser Form in der Bewegung ausgeführt, das ist etwas, was regulierend wirkt im Grunde genommen auf den ganzen Stoffwechselorganismus, auf den Gliedmaßenorganismus, und [etwas], was außerordentlich wichtig ist, namentlich auch, es üben zu lassen im Entwickelungsalter der Kinder. Es ist eine Übung, dieses mit dem M: Wenn es gerade in der Zeit der Geschlechtsreife geübt wird, dann wird es außerordentlich regulierend wirken auch nach dem, ich möchte sagen, dem Vordringlichen des Sexuallebens. Regulierend auf das Vordringliche des Sexuallebens wirkt es, wenn man es namentlich im Entwickelungsalter übt. Man muß sich dann nur eben einen Blick angeeignet* haben dafür, ob man es in dieser Weise zu üben hat. Es ist nicht umsonst der Buchstabe M angesehen worden in der Zeit, in der man noch etwas verstanden hat von dem inneren Gehalt der Buchstaben, als ein außerordentlich wichtiger Buchstabe und als derjenige, welcher abschließt die OM-Silbe des Orients. Dieses Abschließen der OM-Silbe des Orients durch das M ist aus dem Grunde, weil tatsächlich der ganze Mensch von seinem Stoffwechsel-Gliedmaßenorganismus aus reguliert wird durch diesen Laut gerade. Und besonders regulierend ist dann wiederum diese Bewegung. Es ist in alten Kulturen durchaus üblich gewesen, solche Bewegungen jüngere Leute ausführen zu lassen, um sie eben körperlich als ganze Menschen und zu gleicher Zeit als sich zurückhaltende Menschen zu erziehen.

Wir haben dann den N-Laut. Den N-Laut begleitet man dann mit einem Springen [mit] von vornherein gebeugten Knien. Also man behält die gebeugten Beine, [die gebeugten] Knie bei, und nun springt man. Das ist eine Bewegung, die außerordentlich stärkend auf die Darmtätigkeit wirkt in der Richtung, daß man sie anwenden soll bei Diarrhöe-Neigungen, also bei Neigungen zu Diarrhöe. Das kann Ihnen wiederum ein Beweis dafür sein oder eine Hinweisung darauf sein, wie man das Hereinwirken des Bewegungssystems auf das Stoffwechselsystem eben sieht. Das ist ja etwas, was erst einem so richtig auffällt, wenn man eben berücksichtigt die Zusammenhänge zwischen dem Bewegungssystem und dem Stoffwechselsystem durch die Erkenntnis der Dreigliederung des menschlichen Organismus. Diese Dreigliederung des menschlichen Organismus, sie ist ja in der Tat lichtbringend für vieles, und man kann eigentlich sagen, daß man lange auf der einen Seite allerlei Exerzitien aussinnen kann, bei denen man glaubt, auf

* Im Stenogramm eher als «angewendet» zu lesen, aber von Helene Finckh selber als «angeeignet» übertragen.

das Seelische Rücksicht zu nehmen in unserer heutigen Zeit, wo ja die Seelenerkenntnis fast nur noch in Worten besteht, oder man bildet aus das Turnen, wobei man nur auf die körperliche Physiologie sieht. Man kann lange über diese Dinge herumreden, man wird ohne die Erkenntnis der Dreigliederung des menschlichen Organismus nicht zu einer Klarheit in diesen Dingen kommen. Es war ja in der Tat interessant, wie hier einmal ein Physiologe der Gegenwart war, der sich angehört hat eine von den Vorreden, die ich ja gewöhnlich spreche bei der Eurythmie, und dann ja sich auch die Eurythmie angesehen hat. Und nun sage ich ja gewöhnlich, daß man treten wird lassen müssen in der Erziehung dieses beseelte Turnen an die Stelle des ja bloß aus der Physiologie hervorgehenden Turnens. Da sagte der betreffende Physiologe, der ja auch heute als eine so große Autorität in Ernährungssachen gilt, da sagte der: Ja, für ihn wäre das noch gar nicht genug, wenn man sagt, man soll das Turnen nicht überschätzen, sondern für ihn wäre das Turnen überhaupt kein Unterrichtsmittel, sondern eine Barbarei.

Nun, sehen Sie, hinter so etwas steckt eigentlich ein sehr bedeutsames Zeitsymptom. Es ist ebenso richtig zu sagen: Das Turnen als solches wird gewöhnlich einseitig heute aufgefaßt, weil es bloß aus der Physiologie und aus der Anatomie des Organismus hervorgezogen wird, wie es andererseits einseitig ist*, zu sagen, das Turnen sei eine Barbarei. Warum? Weil, wenn man das Turnen nur heraussucht aus der Physiologie des Körpers, dann wird es eine Barbarei. Unsere materialistische Erziehung und Zivilisation hat erst aus dem Turnen eine Barbarei gemacht. So wie eben heute geturnt wird, so ist es eine Barbarei. Und nicht wahr, es verbindet sich ja die Anschauung über das Turnen mit ganz falschen Vorstellungen. So glauben zum Beispiel die Leute – allerdings nicht mehr die Fachleute heute, aber immerhin viele Leute glauben –, wenn man irgend jemanden geistig angestrengt hat und ihn nachher körperlich, wie sie meinen, sich erholen läßt, so sei das eine wirkliche Erholung. Es ist ja gar nicht wahr! Ob einer eine Stunde rechnet oder eine Stunde turnt, er wird ganz gleich müde in Wirklichkeit; das macht keinen Unterschied. Das weiß man ja allerdings heute, aber man kann nicht richtig beurteilen, wie eben gerade in die Turnbewegung hineingebracht werden muß Seele und Geist, wie das, was als Bewegung ausgeführt wird, aus dem ganzen Menschen kommen muß. Nun, nicht wahr, beim

* Laut Stenogramm: «eigentlich einseitig wenigstens wiederum ist ...»

Turnen ist es ja so, daß man schon die Sache so wird handhaben müssen nach und nach, daß sich dasjenige, was wir als künstlerische Eurythmie ausbilden, daß sich das wird vereinigen müssen mit dem, was als physiologisches Turnen ausgebildet werden kann. Und man kann ja ganz gut aus dem Eurythmischen in das Turnerische hinüberkommen. Es wird nur immer darauf zu sehen sein, daß solch eine Eurythmie, die eigentlich als beseeltes Turnen im Unterricht eine Rolle spielt, daß der entsprechende Unterricht mit, ich möchte sagen einigem Humor gegeben werde, also den Kindern vor allen Dingen Freude machen muß. Er muß den Kindern Freude machen, das gehört dazu. Eurythmie etwa als griesgrämiger und vertrockneter Pädagoge zu geben, ist etwas, was eigentlich gar nicht ginge.

Nun hätten wir noch das Sch (Fräulein Wolfram). Wenn Sie jetzt versuchen, dieses zu machen, indem Sie es begleiten mit einem kleinen Sprung, großen Sprung, wieder kleinen Sprung, größeren Sprung, wieder kleinen Sprung, dieses machen lassen, dann hat man wiederum auch an dem Sch eine Bewegung, welche [...]* aber auch diese Bewegung, sie muß man langsam ausführen lassen. Bei der N-Bewegung ist es nicht notwendig, daß man sie besonders verlangsamt, aber bei der M-** und Sch-Bewegung ist es notwendig, daß man sie langsam ausführt, und daß man auch hier also nach je drei Schritten, wenn man wieder übergeht zum nächsten – dadurch kommt ja auch ein Rhythmus herein –, man ruht. Kurz, lang, kurz – jetzt ruht man – lang, kurz, lang – jetzt ruht man – kurz, lang, kurz – jetzt ruht man. Und man hat in dieser Bewegung etwas, was auch wiederum in entsprechenden Fällen – man kann ja die Bewegung durchaus kombinieren – ganz besonders auf diejenigen Partien, die Anfangspartien sind auf den Magen bezogen, auf die Anfangspartien eines Darmorganismus wirkt, also wenn jemand namentlich eine als solche schwache Verdauung hat, daß ihm die Speisen im Magen liegen bleiben. Ich habe bei anderer Gelegenheit schon auf Ähnliches aufmerksam gemacht. Das ist ja insbesondere auch bei der H-Bewegung, aber bei dieser Sch-Bewegung kommt es namentlich darauf an, daß man acht gibt, ob sich zum Beispiel Magensäure leicht entwickelt und dergleichen, und man wird dann diese Sch-Bewegung ausführen lassen.

* Ab hier Lücke im Stenogramm, auch in der Übertragung von Helene Finckh.
** Im Stenogramm eindeutig «M», in der Umschrift mit Bleistift korrigiert «H».

So sehen Sie, daß das Konsonantieren eben in einer ganz andern Weise mit der Gestaltung des Menschen zusammenhängt als das Vokalisieren. Beim Vokalisieren mußte ich Sie aufmerksam darauf machen gewissermaßen, wie das Innere, [das] mehr nach innen Gelegene, zusammenhängt mit der Bewegung. Hier haben wir es mit einer Wirkung auf das dritte Glied des dreigliedrigen menschlichen Organismus zu tun.

Nun, wenn man namentlich das, was wir in bezug auf das Vokalisieren vorgestern besprochen haben, anwendet, dann ist es gut, wenn man versucht, bevor man die Übung als solche ausführen läßt in bezug auf einen Vokal, wenn man da den betreffenden Vokal den Patienten langsam – also beim Patienten ist es langsam – lauten läßt. So daß er also, ohne zu singen – das Singen würde weniger helfen in diesem Falle –, ohne zu singen den Laut einfach lange hintönt: A, I lange hintönt. Und dann, wenn er das eine Zeitlang gemacht hat, laut hingetönt hat den Laut, dann läßt man ihn die betreffende vokalische Bewegung ausführen. Und dann, nachdem er sie ausgeführt hat, versuche man in ihm hervorzurufen die Vorstellung, als hörte er den betreffenden Laut, den er ausgeführt hat – als ob er ihn hörte. Diese Vorstellung, die werden Sie ja finden, daß [sie] in der Gegenwart die wenigsten Menschen haben, daß sie innerlich Laute geistig-seelisch hören. Also nicht wahr, man muß ihm sagen, er soll in eine solche Seelenstimmung kommen, als wenn er das I nun hörte. Es ist ganz besonders wichtig, diese Sache zu verstehen. Denn sehen Sie, wenn Sie zunächst den Patienten den Vokal aussprechen lassen, hintönen lassen, dann hat der Organismus als solcher das Gefühl, als ob der betreffende Laut erregt würde. Führt er dann die Bewegung aus, so erscheint die Bewegung wie eine Wirkung des ausgesprochenen Lautes. Und hört man dann hin, also tönt man das I, macht nachher die Bewegung, die wir kennengelernt haben, und bildet sich nachher ein in der Phantasie, man höre das I klingen, dann ist es: Erregung des I – das, was entsteht in der Bewegung des I –, Hören desjenigen, was sich bewegt hat, den Laut wieder hören. Also dieses ist etwas, was tatsächlich viel Leben hineinbringt in diesen menschlichen Ätherleib, und zwar eben gerade nach den Richtungen, die wir hervorgehoben haben, ein richtiges Leben hineinbringt in diesen Ätherleib. Und darauf ist es ja bei diesen Dingen, bei diesen Übungen besonders abgesehen, daß Bewegung in den menschlichen Ätherleib hineingebracht werde, daß also tatsächlich die ätherische Tätigkeit des menschlichen Organismus in eine innerlich geregelte Bewegung hineingebracht wird. Es ist ja ganz besonders interessant, wenn man sieht, wie die Bewegung, die als Darmbewegung vorschreitet von vorn nach rückwärts, wie diese auslöst eine Bewegung, ein im Ätherleib Vorschreiten von rückwärts nach vorn, die sich dann an der Bauchwand bricht – nicht eigentlich bricht, sondern verschwindet. Diese letztere Bewegung, die ist in den meisten Fällen, wenn die Darmtätigkeit nicht in Ordnung ist, ist in den meisten Fällen eben auch in krassester Unordnung. Und diese Tätigkeit, die der physischen Bewegung entgegengesetzt ist, die wird insbesondere angeregt, sagen wir zum Beispiel bei der R-Bewegung. Bei der ist ein ganz lebendiges Vibrieren von rückwärts nach vorne vorhanden, und das ist dasjenige, was dann in der R-Bewegung eben auf den Entleerungsrhythmus in ganz besonderer Weise wirkt.

Es ist das auch pädagogisch-didaktisch durchaus gut anzuwenden, denn der ganze menschliche Organismus ist doch wiederum eine Einheit und alles wirkt in ihm einheitlich. Betrachten Sie zum Beispiel in der Schule die Kinder, so werden Sie solche unter ihnen finden, die fast gar nicht ein R aussprechen können, die also ganz schrecklich sind in bezug auf das R-Aussprechen. Solche Kinder – natürlich können sich andere Tatsachen kreuzen, und die Dinge brauchen dann nicht ganz deutlich hervorzutreten –, aber solche Kinder sind eigentlich immer die Kandidaten der Hartleibigkeit zu gleicher Zeit, und man erweist ihnen in der Tat eine Wohltat, wenn man mit ihnen so etwas macht wie dasjenige, was ich heute als die R-Bewegung, die förderlich ist für den Entleerungsrhythmus, Ihnen vorgeführt habe. Es ist schon so, daß man diese Dinge natürlich pädagogisch verwerten kann. Da muß man aber dann, ich möchte sagen, immer nur die Andeutungen haben, und man muß ja nicht zu weit gehen. Der Arzt aber, der kann schon weit gehen, denn er wird ja finden, daß natürlich ganz gewisse Symptome auftreten dann, wenn das tage-, wochenlang geübt worden ist. Aber er ist da natürlich in der Lage, sich gegen diese Symptome, die ganz berechtigterweise auftreten müssen, gegen diese Symptome dann durch anderes wiederum zu wehren. Ich will sagen, wenn zum Beispiel, sagen wir die

Wirkung der M[*]-Bewegung zu stark auftreten würde, so würde man ja[**] nur brauchen eine D-Bewegung dem entgegenzusetzen und man hätte dadurch dennoch dasjenige erreicht, was zu erreichen ist. Also man kann ja das eine durch das andere ausgleichen.

Ich will heute nur noch sagen, daß ich wirklich nicht möchte, daß die Kunsteurythmie in irgendeiner Weise beeinträchtigt würde durch die Auseinandersetzungen, die sich natürlich an die Eurythmie knüpfen müssen, wenn sie als Hygienisch-Therapeutisches in Betracht gezogen werden muß. Und die Kunsteurythmisten, die bitte ich durchaus, diese Dinge, wenn sie die Kunsteurythmie üben, natürlich gründlich zu vergessen, damit sie nicht etwa beirrt werden durch ihre Gedanken an die Verdauungstätigkeit, wenn sie ihre Kunsteurythmie ausüben. Das wäre natürlich eine höchst betrübliche Tatsache. Man muß durchaus sich aber klar sein darüber, daß menschliche Kunst auch sonst durchaus mit dem ganzen, mit dem vollen Menschen zusammenhängt und nicht etwa bloß aus dem Kopfe kommt. Und das muß natürlich gerade einer Bewegungskunst gegenüber ins Auge gefaßt werden.

Das ist dasjenige, was ich Ihnen heute sagen wollte. Nun wollen wir noch in den nächsten Tagen etwas in bezug mehr auf die Evolution des Menschen, auf dasjenige, was dann nach Perioden, also sagen wir bei der Übung am kindlichen Organismus, was dann als Wirkung im späteren Alter hervortritt, in den nächsten Tagen noch besprechen.

* Im Stenogramm eindeutig «M», in früheren Ausgaben «N» [Hörfehler?].
** Im Stenogramm sind «ja» und «da» nicht zu unterscheiden.

FÜNFTER VORTRAG

Dornach, 16. April 1921

Meine lieben Freunde, wir wollen heute übergehen zu einigen eurythmisierenden Übungen, welche sich mehr auf das Wirken vom Seelischen aus beziehen. Dabei muß aber vorausgeschickt werden, daß gewöhnlich angenommen wird, wenn der Mensch eine Willensäußerung entwickelt, oder wenn er ein Urteil entwickelt, daß diese Äußerungen nur zusammenhängen mit dem menschlichen Nervensystem. Das ist aber durchaus nicht der Fall, sondern man muß sich klar sein darüber, daß zum Beispiel Urteile, die der Mensch abgibt, durchaus zusammenhängen mit seiner Gesamtkonstitution, daß der Mensch ein Urteil aus seinem Gesamtwesen heraus gibt. Wenn man daher für ein Urteil die entsprechende eurythmische Bewegung macht, dann ist das auch wieder so, daß dadurch der ganze Mensch in einer gewissen Weise beeinflußt wird, daß also nicht für dasjenige, was in einem eurythmischen Beurteilen zustande kommt, etwa bloß der Kopf beeinflußt würde. Wenn Sie zum Beispiel kennenlernen dasjenige, was für eine Bejahung die entsprechende Bewegung [ist], [und] machen, nun für eine Verneinung: (Frau Baumann demonstriert). Jetzt aber kann man natürlich das auch [therapeutisch anwenden]. Das ist natürlich dann oftmals hintereinander zu machen, wenn es als therapeutische Übung gemacht wird. Nun, eine solche Bejahung und Verneinung ist ja im übergeordneten* Sinne dasjenige, was man ein Urteil nennen kann; wenn man irgend etwas bejaht oder verneint, hat man ja das eigentliche Wesen des Urteils. Wenn Sie eine solche Bejahung oder Verneinung abgeben, so ist das so, wenn es öfters wiederholt wird – Sie können zum Beispiel, sagen wir, die Bejahung zehnmal hintereinander wiederholen lassen, dann die Verneinung. Sie können dann darauf folgen lassen Bejahung, Verneinung, Bejahung, Verneinung, zehnmal beides hintereinander –, so wirkt eine solche Bewegung auf dem Umwege durch den Ätherleib außerordentlich stark auf das Atmungssystem, und man kann sagen: Man kann auf diese Weise einer vorhandenen Kurzatmigkeit ent-

* Wort nicht eindeutig zu entziffern, von Helene Finckh ursprünglich mit «negativen» übertragen, später korrigiert mit «ausgesprochenen». Nach vielen Vergleichen mit anderen Stellen im Stenogramm ist «übergeordneten» am ehesten vertretbar.

gegenarbeiten, so daß also, wenn wiederum diese Kurzatmigkeit das Symptom für irgendeine tieferliegende Krankheitserscheinung ist, man da – weil ja die Sache auf dem Umwege durch den Ätherleib geschieht – tatsächlich hineinarbeiten kann in die ganze Konstitution des Organismus. Sie müssen nur eigentlich jetzt ins Auge fassen, was das ist, was da getan wird. Dasjenige, was jetzt Frau Baumann getan hat, das könnte man in folgender Weise etwa interpretieren und würde auch das Wesen treffen, man könnte sagen: Das, was sie in die Welt gesetzt hat dadurch, ist ein flüchtig gewordener Gedanke, gleichsam der Gedanke, der Flügel gewonnen hat und in die Bewegung übergegangen ist. Wenn ein Urteil eurythmisch fixiert wird, eine Bejahung oder Verneinung, so ist das ein Gedanke, der reitet auf der Bewegung. Und dadurch, daß der Gedanke auf der Bewegung reitet, setzt man tatsächlich einen Teil dieses Wesens heraus; da der Gedanke auf der Bewegung reitet, nimmt man tatsächlich einen Teil gründlicher in sich herein, als es sonst ist. Das heißt, man macht eine Bewegung, durch die man eigentlich wacher wird, als man sonst ist. Solche Bewegungen sind tatsächlich aufweckende Bewegungen. Aber da man mit dem Ich nicht zu gleicher Zeit in derselben Weise aufwacht, so wird die Ich-Tätigkeit dadurch in einer gewissen Weise herabgestimmt. Dieses Herabstimmen der Ich-Tätigkeit ist aber nicht absolut, sondern in Relation zum Organismus; das macht dasjenige aus, was man auf dem Umwege durch den Ätherleib eben als erstes Symptom erreicht in der Bekämpfung der Kurzatmigkeit, und was dann eigentlich sich auf dem Umwege durch den Ätherleib in die ganze menschliche Konstitution hineinverfügt.

[Nun] eine Willenszustimmung, also sagen wir Sympathie und Antipathie, geben: (Fräulein Wolfram demonstriert) Sympathie – nun zurück also! – und Antipathie. Nun denken Sie sich, Sie machen diese Bewegung in der Tat sehr häufig hintereinander: Sympathie, Antipathie, Sympathie, Antipathie, oder auch eines von beiden. Wenn Sie dieses machen – es ist natürlich das nur zu konstatieren durch das Anschauen –, wenn Sie dieses machen, dann ist das in einem gewissen Sinne eine Art von Heraussetzen von etwas, was man in sich trägt. Es ist eine Art von Einschlafen nämlich. Es ist ja auch eine Bewegung, bei der derjenige, der ihr zuschaut – die andere Bewegung muß schnell, diese langsam ausgeführt werden –, es ist schon etwas, wodurch derjenige, der zuschaut, auch die Imagination des

Schlafes bekommt, man imaginativ also gewissermaßen einschläft mit einer solchen Bewegung – wenigstens sollte man es nicht [in Wirklichkeit]! Da man aber doch, während man diese Bewegung macht, nicht in Wirklichkeit einschläft, so ist das Ich in Relation zum Körper stärker tätig, als es sonst ist. Also es ist stärker tätig, als es sonst ist, und es wird dann durch eine solche Bewegung im wesentlichen die Zirkulation und die Gesamtverdauung angeregt, die Gesamtverdauung so angeregt, daß zum Beispiel durch eine solche Bewegung die Neigung zum Aufstoßen bekämpft werden kann.

Nun wollen wir einmal ausdrücken dasjenige, was man etwa nennen kann, sagen wir, das Gefühl der Liebe zu etwas (Frau Baumann). Sehen Sie sich das gut an, also das Gefühl der Liebe zu etwas. Denken Sie sich das zehnmal hintereinander ausgeführt und denken Sie es begleitet in der Weise, in der Weise also, daß Sie es hintereinander ausführen zehnmal und es begleiten so, daß Sie immer zwischen dieser Bewegung dann eine kräftige E-Bewegung machen. Also: Liebe – E, Liebe – E, und so weiter hintereinander dieses ausführen. Also: Ein solches Gefühl – es könnte auch ein anderes Gefühl sein –, also dasjenige, was Sie lernen in der Eurythmie als Gefühls-Bewegung, lassen Sie immer begleiten von E-Bewegungen. Da haben wir immer eine starke Wirkung, die vom Ätherischen des Menschen ausgeht auf sein Astralisches, und die im wesentlichen eine, ich möchte sagen, die Zirkulation warm machende Wirkung hat. Es ist also etwas, was tatsächlich auf das Zirkulationssystem in einer wohltätigen Art einwirkt. Man kann nicht sagen, daß es beschleunigt oder verlangsamt, aber es wirkt in einer wohltätig erwärmenden Weise ein.

Nun gibt es auch etwas, was man einen Wunsch nennen kann: Hoffnung (Fräulein Wolfram). Sehen Sie sich dieses an, und denken Sie sich das, indem man immer wieder in die Gleichgewichtslage zurückgeht, dann immer wiederum diese Wunschbewegung ausführt, denken Sie sich das in der Abwechslung begleitet immer von einer U-Bewegung, also begleitet, abgewechselt damit. Das bedeutet eine sehr starke Einwirkung des Astralischen auf das Ätherische und man kann sagen, daß dadurch wiederum eine wohltätig erwärmende Wirkung auf das Atmungssystem ausgeübt wird. Nur natürlich handelt es sich darum, daß all diese Dinge, die wir heute besprechen, auf dem Umweg durch den Ätherleib stattfinden, und daß sie daher ihre Wirkung niemals am nächsten Tage schon äußern können, sondern ungefähr nach zwei bis drei Tagen erst irgendwelche Wirkungen zeigen können; aber um so sicherer sind dann diese Wirkungen.

Nun denken Sie sich einmal jetzt, wir machen eine Bewegung, die eine Beuge- und Streckbewegung ist, durch die Beine, und wir machen dazu eine ausgesprochene B-Bewegung zu gleicher Zeit (Frau Baumann): das, was ich Ihnen jetzt gezeigt habe, mit einer ausgesprochenen B-Bewegung zu gleicher Zeit, jetzt ganz zurück [in die Ausgangsstellung], B mit der Beugung, dieses zehnmal hintereinander, dann Pause, dann wiederum zehnmal hintereinander. Das ist etwas, was Leute machen sollten, die sehr häufig an Migräne oder an sonstigen Kopfschmerzen leiden. Dann, wenn sie sie nicht haben, sollten sie das machen, nicht wenn sie sie haben, die Kopfschmerzen, sondern dann, wenn sie sie nicht haben, sollen sie das machen.

Nun ist eine besonders wirksame Bewegung diese (Fräulein Wolfram): vor, rückwärts, aber gleichzeitig begleitet mit einer R-Bewegung, vorne beugen, rückwärts beugen mit R, und das recht oft hintereinander. Das wirkt sehr gut auf das ganze rhythmische System ein, auf den Atmungs- und Zirkulationsrhythmus. Wenn also da sich Unregelmäßigkeiten finden, dann wirkt das unter allen Umständen außerordentlich gut.

Nun bitte ich Sie, eine wieder recht wirksame Bewegung zu sehen, die besteht in folgendem: Kopf nach rechts und links mit Kopfschütteln, den Kopf nach rechts und links schütteln mit M-Bewegung. Es sollte der Kopf möglichst nicht gedreht, sondern nur links und rechts gebeugt werden und dazu die M-Bewegung. Das ist wiederum etwas, was, wenn es ausgeführt wird, auf dem Umwege durch den Ätherleib sehr stark beruhigend wirkt auf alles mögliche, was als Unregelmäßigkeiten im Unterleib auftreten kann. Unregelmäßigkeiten im Unterleib, die sich durch Schmerzen äußern, die können gemildert werden durch das. Es muß nur eben das so sein, daß man damit Neigungen zu solchen Schmerzen dann bekämpfen will, wenn sie nicht da sind, die Schmerzen. Das ist das, worauf es ankommt. Also während die Schmerzen da sind, ist es nicht gut auszuführen, aber daß man es ausführt, solange die Schmerzen nicht da sind, das ist das, worauf es besonders ankommt.

Beachten Sie das Folgende: An das Knie anstemmen mit dem andern Fuß; dieses denken Sie sich begleitet von einer Arm-E-Bewegung. Dieses

Beugen des einen Beines, Darauf-(schlagen)* auf das andere Bein, und dabei begleitet von einer Arm-E-Bewegung, es ist eine sehr schöne Bewegung. Und es ist das eine Übung, die sehr gut ausgeführt werden kann mit den Kindern in der Schule, und [sie] sollte auch da ausgeführt werden, denn wenn diese Bewegung häufig gemacht wird, so ist sie tatsächlich eine Bekämpferin der mannigfaltigsten Ungeschicklichkeiten. Die Kinder werden wenigstens sehr gut geheilt von ihren Ungeschicklichkeiten, wenn sie gerade diese Bewegung machen. Und wenn dann die Kinder kommen und sagen, es tun ihnen besonders die Schultern weh und es tut ihnen alles mögliche weh, dann sagen Sie: Das wollte ich ja gerade haben; darüber wirst du, wenn es wieder gut ist, besonders froh sein! – Denn jeder Schmerz, der auf diese Weise erzeugt wird, ist ein Bekämpfer der Ungeschicklichkeit. Also man darf da schon durchaus etwas scharf die Kinder anpacken.

Nun werden wir eine andere Art einmal ins Auge fassen. Denken Sie sich jede Art von E-Bewegung, die mit den Armen ausgeführt werden kann, auf den Fußboden projiziert, so entsteht eben diese Linie, schräg sich kreuzend mit dieser Linie**. Nun denken wir uns die Sache so: Denken wir uns, Frau Baumann stellt sich hierher, Fräulein Wolfram hierher, und jetzt laufen Sie, indem Sie das Ganze mit einer E-Bewegung der Arme begleiten, laufen Sie so, und Sie so, aneinander vorbei und geben acht, daß Sie sich ja nicht anstoßen. Weiter, weiter, sehr acht geben daß Sie sich nicht anstoßen. Sie machen also auf dem Boden ein E und machen mit den Armen ein E und müssen achtgeben, daß Sie sich nicht anstoßen. Und dieses Achtgeben, dieses Verwenden der Aufmerksamkeit aufeinander und auch mit der Bewegung, das ist dasjenige, was hier mit der [E-] Bewegung zusammenwirkt. Man kann also diese Sache immer nur von zwei Personen ausführen lassen. Sie ist, wenn sie von zwei Personen ausgeführt wird, im wesentlichen das, was man nennen könnte eine Stärkung des Herzens, also alles dasjenige, was zusammenhängt mit den Erscheinungen, die man so gewöhnlich als Stärkung des Herzens bezeichnet.

* »schlagen« findet sich in der Umschrift von Helene Finckh, im Stenogramm aber unleserlich.

** Die Zeichnung aus früheren Ausgaben läßt sich weder im Stenogramm noch in der Umschrift finden, daher wird sie nicht mehr wiedergegeben.

[Zwischenfrage] Könnte man das von einem Gesunden und einem Kranken ausführen lassen?

Man kann (das) schon, [man] muß aber dann vielleicht den Gesunden dazu veranlassen, daß er nicht die E-Bewegung mit den Armen mitmacht. Nicht wahr, diese Bewegung ist ganz besonders auf, ich möchte sagen den Sanatoriumsbetrieb eigentlich berechnet, wo man natürlich die zwei, deren Stärkung des Herzens man wünscht, eben hat; es ist schon besser, wenn man die beiden haben kann.

ST

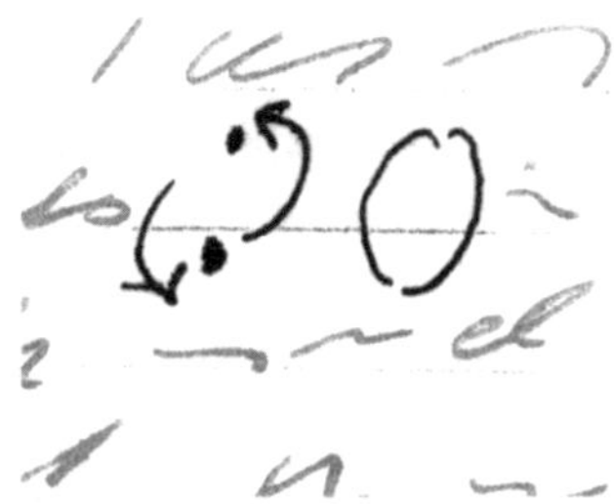

Nun denken wir uns einmal die Bewegung so, daß eine der Damen hier steht, (die andere hier), hintereinander. Wenn Sie ankommen [Frau Baumann], führt Fräulein Wolfram diesen Lauf aus, aber so, daß sie immer nach vorne schaut, dann, indem sie fortsetzt zu bewegen, (führen) Sie [nun] diesen Lauf hier aus, Sie diesen, stückeln* eine Bewegung an die andere an, und das begleitet von der O-Haltung der Arme. Nun natürlich muß man die Leute, die das machen, veranlassen, mit einem gewissen Tempo anzufangen; erst langsamer, aber das dann immer schneller und schneller machen lassen, und dann wiederum es abfluten lassen, von dem Schnellen wiederum ins Langsame immer weiter hinein. Dann ist das eine Bewegung, die wesentlich zur Stärkung des Zwerchfelles dienen kann, und damit des ganzen Atmungssystems. Man kann da wiederum, wenn man die O-Bewegung mit den Armen wegläßt, einen Gesunden verwenden (zum Mittun). Aber am besten ist es natürlich, wenn man zwei, die diese Gesundung gebrauchen, dazu verwendet.

* «anstückeln»: Österreichischer Ausdruck für «ansetzen», «ergänzen», «verlängern».

Nun bitte ich Sie, zuerst (Frau Baumann) eine H-Bewegung uns noch einmal vorzumachen. Dies ist eine H-Bewegung. Und jetzt bitte ich Sie, diese Bewegung so zu machen, daß Sie die Arme ganz stillhalten und Sie bloß mit den Schultern, so gut es geht, nachahmen diese Bewegung. Und nun muß man sich aber gewöhnen, diese Bewegung mit den Schultern zu machen und zugleich ein A mit den Armen zu machen, irgendein A mit den Armen; das recht häufig hintereinander. Sehen Sie, das ist dasjenige, was man nennen könnte: eurythmisch lachen. So lacht man eurythmisch. Und wenn man so eurythmisch lacht, so ist das wirklich in sehr verschärftem Maße dasjenige, was man überhaupt in der gesundenden Wirkung des Lachens hat. Die gesundende Wirkung des Lachens, sie ist ja bekannt. Aber wenn das Lachen eurythmisch getrieben wird, so ist eben diese gesundende Wirkung in besonderem Maße da. Sie können aber das auch noch anders machen.

Machen Sie (Fräulein Wolfram) zunächst einmal irgendeine A-Bewegung; und jetzt versuchen Sie, aber recht langsam, wie wenn Sie also wirklich es ganz bedächtig machen wollten, indem Sie die Arme so lassen, dieselbe Bewegung, die ich vorhin gesagt habe, diese Schulterbewegung des H, und wieder zurück, also in der A-Bewegung der Arme diese Schulterbewegung des H zu machen. Das ist dann dasjenige, was man nennen könnte: der ganze Organismus richtet sich ein auf das Gefühl der Verehrung, und es hat auch alles dasjenige, was durch das Gefühl der Verehrung ja im wesentlichen im Organismus bewirkt wird. Durch das Gefühl der Verehrung, wenn es beim Menschen habituell ist, wird ja auf den Organismus die Wirkung ausgeübt, daß er dadurch in der Tat dauerhafter wird, also beständiger wird, als Organismus beständiger wird. Er wird widerstandsfähiger. Menschen, die wirklich richtig veranlagt sind dazu, gut verehren zu können, die werden widerstandsfähiger in ihrem Organismus. Daher: alles dasjenige, was man den Kindern an Verehrung, an Begabung oder an Fähigkeit der Verehrung beibringt, das macht die Kinder widerstandsfähiger. Und man kann dieser Widerstandsfähigkeit gerade durch die zuletzt angeführte eurythmische Übung zu Hilfe kommen.

Überhaupt muß man das durchaus festhalten, daß das, was wir heute für Urteil, Willensäußerung, Hoffnung, für Liebe angeführt haben, was wir sonst angeführt haben in bezug auf gewisse organische Schmerzen, was wir angeführt haben zur Bekämpfung der Ungeschicklichkeit und so weiter, daß das in der Tat sich so zum Menschen stellt, daß der Mensch dadurch im Innersten seines organischen Wesens ergriffen wird und auf dem Umwege durch den Ätherleib tatsächlich die Möglichkeit bekommt, überhaupt diesen Ätherleib zu einem brauchbaren Patron zu machen.

Der Ätherleib ist ja etwas im Menschen, was bei den meisten Menschen, die ihr Leben versitzen, die ihr Leben ohne Interesse für ihre Umwelt zubringen, was bei diesen Menschen steif wird. Und es ist eben nicht gut, es ist auch für die organischen Funktionen nicht gut, wenn der Ätherleib des Menschen steif wird. Wenn man mäßig die Bewegungen, die wir heute beschrieben haben, ausführen läßt von Kindern, wenn man sie recht energisch ausführen läßt [von] den entsprechenden Patienten – man sieht ja aus den Dingen, die gegeben worden sind, welchen Patienten man das auferlegen soll –, dann wird der Ätherleib geschmeidig, in sich beweglich, und man tut sowohl Kindern wie auch Erwachsenen damit etwas Gutes.

Diese Bewegungen, sie sind wirklich so, daß man ihnen auch durchaus den Vorzug geben kann gegenüber den gewöhnlichen Turnbewegungen, weil die gewöhnlichen Turnbewegungen eigentlich wirklich nur aus der Physiologie, also aus der Physis des Körpers hervorgeholt sind und im Grunde genommen den physischen Leib fortwährend herausreißen aus dem ätherischen, so daß dann der physische Leib immer seine eigenen Bewegungen macht, die dann nicht die Bewegungen des Ätherleibes in entsprechender Weise nach sich ziehen. Und dadurch ist ja das gewöhnliche, bloß physiologische Turnen im Grunde genommen eine Schule des Materialismus, indem das materialistische Denken ins Gefühl übergeht; und das eurythmische [Turnen], das bewirkt, daß der Mensch wirklich mehr die Fähigkeit bekommt, in sich selber sich zu erkennen, in sich selber sich zu beherrschen. Daher haben solche Übungen sowohl einen pädagogisch-didaktischen Wert wie auch einen therapeutischen und hygienischen Wert. Es müßte im Grunde genommen die Sache so sein, daß man wirklich den Versuch machen würde, daß solche Übungen auch von Erwachsenen in mäßiger Weise immer ausgeführt werden – gerade die heute beschriebenen meine ich –, und für Kranke eben sanatoriumsgemäß ausgebildet würden.

Es ist mir noch eine Frage gestellt worden, die vielleicht auf einiges führen kann, und einige andere Fragen noch. Hier ist die Frage:

Chinesen können den Buchstaben R nicht aussprechen, sie gebrauchen das L dafür. Erdbeere würde zum Beispiel Eldbeele ausgesprochen werden. Hängt das mit der ‹Rasse› zusammen?

Es hängt natürlich mit der Organisation des Organismus, insofern der rassenmäßig bestimmt ist, zusammen, und man kann ja gerade an dieser besonderen Begabung einer Menschenabteilung für den einen oder den andern Laut sehen, wie die Menschen veranlagt sind aus ihrem Rassenmäßigen heraus. Wir haben ja selbst vor einigen Stunden solche Dinge angeführt.

Nun sind hier noch Fragen gestellt worden mit Bezug auf Übungen, die etwa angestellt werden könnten mit Rücksicht auf die Zustände der Indolenz, des Reaktionsmangels, des mangelhaften Bewegungstriebes und so weiter, Zustände also, denen sehr häufig eine ungenügende Funktion der Schilddrüse zugrunde liegt. Hier ist noch aufmerksam gemacht darauf, daß Fließ in seinem bekannten Buche über den «Ablauf des Lebens» diese Symptomkomplexe unter die sexuelle Zwischenstufe (stellt). Wie würde ein gegenwärtiger Schriftsteller das nicht tun! Alles dasjenige, worüber er nicht viel weiß, rechnet er natürlich in die sexuelle Zwischenstufe. Oder auf eine andere Art in dieselbe Kategorie stellt er zum Beispiel Linkshändige. Man darf vielleicht [...] linkische [...]* Ich betone aber ausdrücklich, daß ich niemandem noch anempfohlen habe eurythmische Übungen mit besonderer Rechts- und Linksbetonung.

(Es wird hingewiesen auf die Übungen [aus dem 1. Vortrag], die je verschieden rechts und links begonnen werden sollen, Jambus, Trochäus.)

Das ist nicht eigentlich, um Rechts- oder Linksbetonung besonders hervorzuheben, sondern um gerade in der Vorwärtsbewegung das Jambus- oder Trochäusgefühl hervorzurufen. Das ist natürlich durchaus berechtigt. Es ist das doch so: Es kommt weniger auf das lang-kurz an, sondern es kommt auf diese besondere Bewegung an. Es ist schon richtig, es handelt sich nur darum, daß, wenn umgesetzt wird dasjenige, was also im Atmungssystem lebt, ins Bewegungssystem, so wird es umgekehrt. Oberer Mensch und unterer Mensch ist ja umgekehrt. Also es muß jeder Jam-

* Im Stenogramm ist dieser Satz fragmentarisch, wurde von Helene Finckh auch nicht übertragen. Denkbar wäre, daß noch eine Äußerung über Fließ folgte. Siehe den Hinweis dazu auf S. 170.

bus, der zu denken wäre etwa im Atmungssystem, also durch das Sprechen hervorgebracht, der muß ein Trochäus werden in der Bewegung mit den Beinen und umgekehrt. Darauf ist nämlich die ganze Eurythmie gebaut. Sie können die ganze Eurythmie daraufhin prüfen, es ist immer die Bewegung, die entspricht nicht etwa nach dem Gesichtspunkt der Ähnlichkeit, wenn sie ausgeführt wird, sondern sie entspricht nach dem Bilde der Polarität. Es ist alles entsprechend nach dem Bilde der Polarität. Das ist natürlich überhaupt festzuhalten. Aber ich habe niemals anempfohlen jemandem, daß er besonders irgend etwas links oder rechts ausführen soll; das soll dem Gefühl vollständig überlassen sein. Also ob etwas mit der rechten oder linken Hand ausgeführt wird, das soll nur denjenigen Dingen überlassen sein, die sonst in Betracht kommen. Ich möchte nicht da (die Meinung aufkommen lassen), daß ich irgendwelchen linkischen Menschen eine Rechtsbetonung mit den besonderen eurythmischen Übungen empfohlen hätte, das ist nicht der Fall.

Nun möchte ich aber zu diesem eben das Folgende betonen: Es handelt sich darum, daß wenn also ein Reaktionsmangel oder ein mangelhafter Bewegungstrieb vorhanden ist, daß dann diese mehr allgemeine Bezeichnung, daß diese immer unter irgend etwas von dem fällt, was ich eigentlich schon angegeben habe. Mangelhafter Bewegungstrieb ist ein allgemeiner Ausdruck, und es fällt das dann unter irgend etwas, was ich angegeben habe, da sind dann die entsprechenden Bewegungen auszuführen.

(Frage) ... [nicht mitstenographiert]

Diese Zustände von Indolenz, mangelhaftem Bewegungsdrang, Unaufmerksamkeit und so weiter bis zur Faulheit sind gewissermaßen eine Vorstufe von dem, was man in der Homöopathie typhösen* Geisteszustand nennt [...]** [Nun], was daran das rein, ich möchte sagen, Medizinische ist, das will ich dann morgen beantworten. Aber ich möchte, weil ja die Frage wesentlich an den Vortrag über Eurythmie anknüpft, noch das folgende sagen: Im ganzen muß man solch eine Übung wie diejenige, die ich hier

* Von Helene Finckh mit «diffusen» übertragen, offenbar war sie aber unsicher – sie hat im Stenogramm die Stelle unterstrichen und mit einem Kreuz gekennzeichnet.

** Nach «nennt» ist eine größere Lücke im Stenogramm durch einen langen Strich gekennzeichnet.

angegeben habe mit Bezug auf das Urteil und die Willensäußerung, sie muß man durchaus betrachten so, daß gerade auch diese Äußerungen von Indolenz, mangelhaftem Bewegungsdrang und so weiter ganz besonders bekämpft werden durch dasjenige, was ich angegeben habe für Willensäußerungen. Und sieht man, daß diese nicht besonders wirksam sind, so lasse man sie abwechseln mit demjenigen, was ich für das Urteil angegeben habe, jedoch so, daß man versucht zu probieren – hier handelt es sich um das Probieren –, daß man versucht, zu probieren, ob Willensäußerungen zu Urteilsäußerungen in dem Verhältnis der Zeit drei zu zwei besser wirkt oder zwei zu drei besser wirkt, also das eine länger, das andere kürzer. Und es wird sich allerdings, da diese Dinge auf dem Umwege durch den Ätherleib wirken, es wird sich herausstellen, daß man zunächst anfangen muß, zwei bis drei Tage die Übungen fortsetzen muß, und daß man unter Umständen, wenn man sieht, daß sie nicht richtig ausfallen, daß man dann am dritten Tage ändern muß. Aber im allgemeinen kann man sagen, daß sowohl die eine wie die andere Übung nach beiden Richtungen hin weckend auf den Menschen wirken wird. Also gerade diese Willensübung und Urteilsübung sind dasjenige, was da ganz besonders in Betracht kommen kann.

Ich betone noch, damit kein Mißverständnis entsteht, daß natürlich die Meinung nicht entstehen darf, daß solche Übungen, zwei, drei Tage durchgeführt, eben schon eine sehr bedeutsame Wirkung haben könnten. Das würde ein Irrtum sein. Solche Übungen müssen, wenn sie eine Wirkung haben sollen, mindestens sieben Wochen durchgeführt werden. Sieben Wochen also, das ist so ein Zeitraum, der durchaus – ohne daß man dabei, wenn man es behauptet, mystisch angekränkelt sein muß –, der ungefähr dann zeigt, wohltätig also, [die] eben charakterisierten Wirkungen.

Das ist dasjenige, was ich Ihnen heute über diese Dinge sagen wollte, und ich bitte Sie vielleicht, ob wir morgen dürfen die Stunde, diese entsprechende Stunde anreihen an die andere, nach einer kurzen Pause. Morgen würde dann das die letzte Eurythmiestunde sein, weil wir am Montag dann nötig haben, zwei Stunden [als] rein ärztliche Stunden hintereinander zu machen.

SECHSTER VORTRAG

Dornach, 17. April 1921

Meine lieben Freunde, wir wollen heute einmal – nicht wahr, es wäre ja so unendlich vieles anzuführen über die Beziehungen des Hygienisch-Therapeutischen zur Eurythmie – wir wollen heute einmal in Erwägung ziehen, ich möchte sagen das zunächst nach dem Geistigen hin gelegene Physiologische, das sich uns ergibt, wenn wir die eurythmische Übung ins Auge fassen. Natürlich dasjenige, was sich beobachten läßt an der Kunsteurythmie in dieser Beziehung, das wird alles in verstärktem Maße einem entgegentreten, wenn man von der Kunsteurythmie übergeht zu dem, was wir als eine gewisse verstärkte Eurythmie in diesen Tagen kennengelernt haben. Aber das Wesentliche, um was es sich handelt, kann schon an der Ausführung eines Eurythmischen rein künstlerisch auch beobachtet werden, und dann kann gewissermaßen die Physiologie dafür gesucht werden. Nun wollen wir, um dieses zu tun, einmal folgendes ausführen.

Vielleicht ist Frau Baumann so gut und führt abwechselnd vokalisch und konsonantisch aus das Gedicht, das Sie (Frau Dr. Steiner) vielleicht rezitieren: «Über allen Gipfeln ist Ruh.»

Nun machen wir uns klar, was da eigentlich vorgeht; aber gehen wir ganz exakt vor dabei. Was geht vor? Es wird eine Dichtung rezitiert. Also derjenige, der eurythmisiert – der kommt ja physiologisch für uns jetzt in Betracht –, derjenige, der eurythmisiert, hört an, er hört zu. Das ist das erste, was wesentlich zu beachten ist: er hört zu. Also er spricht nicht selbst, er hört zu. Das ist das Wesentliche. Und er hört etwas an, was im wesentlichen das sinnerfüllte Wort, der sinnerfüllte Wortzusammenhang ist. Also er hört sich an etwas, worinnen Denktätigkeit, Vorstellungstätigkeit lebt. Also dasjenige, was er äußerlich wahrnimmt, ist Vorstellungstätigkeit, gekleidet in den Lautzusammenhang. Nicht wahr, das ist etwas, was der Mensch in seinem wachen Tagesleben oftmals tut. Was geschieht denn da eigentlich, wenn der Mensch in seinem wachen Tagesleben dieses tut? Sie werden leicht bemerken, wenn Sie psychologisch-physiologisch sich den Vorgang überlegen, daß beim Zuhören stattfindet ein leises partielles Einschlafen. Ich und astralischer Leib gleiten hinüber in dasjenige, was sie aufnehmen, sie leben sich hinein in dasjenige, was sie aufnehmen. Der Mensch tritt also gewissermaßen leise aus sich heraus, indem er zuhört. Er verfällt, indem er zuhört, in einen Zustand, der schlafähnlich und wieder nicht schlafähnlich ist. Schlafähnlich ist er dadurch, daß sein Ich und sein astralischer Leib leise heraustreten. Nicht schlafähnlich ist er dadurch, daß dieses Ich und der astralische Leib doch empfänglich bleiben, wahrnehmend bleiben und sich bewußt bleiben. Es ist also dasjenige, was da sich abspielt, außerordentlich ähnlich dem Imaginieren. Es ist ein leises bewußtes Imaginieren, ein bewußtes Imaginieren, das noch sehr stark in das Unterbewußte hinuntergedrängt ist. Das ist der Vorgang.

Nun, gegen jeden solchen Vorgang gibt es eine Reaktion des Menschen selbst; diese Reaktion des Menschen selbst beachten wir auch. Also jetzt schauen wir auf dasjenige, was sich bei einem Menschen vollzieht, der eben nicht rezitiert. Was tut denn der, wenn er zuhört? Er bringt seinen Ätherleib in Bewegung. Der Ätherleib reagiert. Der Ätherleib nimmt tatsächlich diejenigen Bewegungen an, die er ausführt, aber viel schwächer, wenn der Mensch schläft und seinen Ätherleib im physischen Leib zurückläßt. Wenn der Mensch schläft und seinen Ätherleib und physischen Leib zurückläßt, so ist ja dieser Ätherleib wesentlich tätiger, als wenn der Mensch wacht. Nun werden in einem verstärkten Maße bei diesem abgelähmten Schlafe, der im Zuhören stattfindet, die Bewegungen des Ätherleibes wachgerufen. Man kann beobachten diese Bewegungen des Ätherleibes. Man hat also im zuhörenden Menschen einen Menschen, der gesteigert diejenigen Bewegungen zeigt, die sonst abgeschwächt der Mensch im Schlafe zeigt. Man kann also auch beim zuhörenden Menschen, und zwar, indem es einem geradezu vordemonstriert wird, die Ätherbewegungen des Menschen beim Schlafe studieren. Man braucht den Menschen gar nicht im Schlafe zu studieren, man kann die Ätherbewegungen des Menschen studieren, wenn er zuhört, und auch da gerade die verstärkten Schlafbewegungen des Ätherleibes. Diese Bewegungen, die studiert man, und man läßt sie nun vom physischen Leibe ausführen, das heißt, man läßt den physischen Leib in alle die Ätherbewegungen hineingleiten, die man auf die eben angegebene Weise studiert hat. So daß man also in der Eurythmie dasjenige ausführt, was der Mensch beim Zuhören mit seinem Ätherleibe fortwährend ausführt. Sie sehen, was da eigentlich geschieht.

Nun, nachdem man so beobachtet hat dasjenige, was da eigentlich geschieht, so wird sich einem auch ergeben, was die Wirkung ist. Die Wirkung ist diese, daß man ins Bewußtsein hereinführt, eben auf dem Umwege durch die physische Bewegung ins Bewußtsein einführt, was sonst unbewußt geschieht. Man regt also damit wiederum auf dem Umwege durch den physischen Leib astralischen Leib und Ich an, man macht sie so, daß sie verstärkt sind. Was geschieht aber dadurch? Wenn astralischer Leib und Ich auf diese Weise verstärkt sind, dann wird ihre Tätigkeit ähnlich derjenigen, die im Naturzusammenhang beim Kind und beim noch heranwachsenden Menschen wirkt. Man appelliert also an die Wachstumskräfte des Menschen. Man arbeitet direkt in den Wachstumskräften des Menschen. Ist der Mensch noch ein Kind und droht er im Wachstum zurückzubleiben, so regt man dadurch sein Wachstum an. Ist der Mensch kein Kind mehr, haben die Wachstumskräfte schon abgenommen, oder ist der Mensch gar in der zweiten Hälfte seines Lebens, so wendet man sich an die Jugendkräfte, wendet man sich an verjüngende Kräfte in ihm, die aber, weil ja der menschliche Organismus schon ausgewachsen ist, nicht zu seinem Wachstum beitragen können. Wir können ein Kind in seinem Wachstum fördern, wenn wir es eurythmisieren lassen, [oder] in seinem abnormen Wachstum bekämpfen.* Bei einem erwachsenen Menschen setzt der innere Organismus zu großen Widerstand entgegen, als daß wir ihn noch wachsen machen könnten. Aber dennoch führen wir diese Wachstumskräfte in ihn ein. Die Folge davon ist, daß sie an dem Widerstand des Organismus anprallen und sich dadurch metamorphosieren, das heißt, sie regen in diesem metamorphosierten Zustand die plastische Kraft der inneren Organe an. Sie wirken anregend auf die plastische Kraft der inneren Organe, und diese inneren Organe lernen dadurch besser atmen, sie lernen dadurch besser verdauen. Sie werden also in bezug auf die ganze notwendige Tätigkeit des menschlichen Organismus angeregt. Wenn Kunsteurythmie ausgeführt wird, so darf sie natürlich nicht zugleich als Heileurythmie gedacht werden, obwohl sie in dem Augenblicke, wo der Mensch anfängt, überhaupt irgendwie abnorm zu sein, auch heilend wirken wird. Aber wir haben ja auch schon die Beispiele betrachtet, wo

* Im Stenogramm auch möglich als «dämpfen» zu lesen.

wir durch Verstärkung der gewöhnlichen Eurythmie gesehen haben, wie auch natürlich dasjenige verstärkt werden muß, was als Reaktion auftritt, und wir können uns jetzt eine Vorstellung machen, wie in die Plastik der Organisation hinein diese Eurythmie wirkt.

Sie können verstehen, daß die habituelle Ausübung der Eurythmie für den Menschen zunächst die Plastik der Organe, die plastische Kraft der Organe anregt, daß der Mensch in seinem Inneren ein besserer Atmer wird, daß er in bezug auf die nach innen gelegene Verdauung ein – wenn ich mich so ausdrücken darf – besserer Mensch wird. Er wird ein Mensch, der mehr seinen ganzen Organismus in seine Willkür hereinbekommt. Er wird ein innerlich geschickterer Mensch. Und eigentlich besteht alles Künstlertum darinnen, daß man den inneren Menschen beweglich, plastisch, geschickt macht. Man kann das schon sehen, wenn man zum Beispiel plastisch arbeitet. Man kann eigentlich nicht richtig plastisch arbeiten, wenn man nicht in seinem inneren Erleben übergehen kann, sagen wir zum Beispiel in die Figur, die man plastisch ausarbeitet, wenn man nicht diese Kräfte lebendig machen kann in sich selber, die diese Figur bilden, die in dieser Figur sich ausdrücken wollen. Aber wenn man dann noch den menschlichen Organismus selber als ein Werkzeug betrachtet und das Entsprechende im Inneren tut, dann ist dasjenige, was bei dem äußeren Künstlertum der Fall ist, in einem noch erhöhten Maße der Fall, denn dann kann man gar nicht anders, als daß man im Inneren das Entsprechende hervorruft für die äußere Bewegung.

Wir wollen nun, wenn Sie so gut sind, das Gedicht noch einmal machen, und zwar so, daß Sie rein vokalisch, also nur mit Betonung der Vokale die Eurythmie ausführen. (Frau Dr. Steiner rezitiert, Fräulein Wolfram eurythmisiert.)

Hier ist dasjenige, was ich über die Physiologie des Eurythmischen eben gesagt habe, spezialisiert. Wenn also rein vokalisch eurythmisiert wird, haben wir nicht im vollen Sinne dasjenige zum Ausdruck gebracht, was ich eben charakterisiert habe. Was ich eben charakterisiert habe, das ist richtig für den Fall, daß gesprochen wird und dabei abwechselnd konsonantierende und vokalisierende Bewegungen gemacht werden. Für dasjenige, was wir eben ausgeführt haben, ist das, was ich gesagt habe, nicht ganz richtig, sondern wir müssen es selbst spezialisieren. Denn hier werden ganz bestimmte differenzierte Bewegungen ausgeführt, die sich also herausstellen als solche Bewegungen im Ätherleibe, die vorzugsweise sich beziehen auf alles dasjenige, was im rhythmischen System selber liegt. Also dasjenige System fassen wir als ätherisches System ins Auge, das sich insbesondere beim Sprechen beteiligt. Fassen wir dieses ins Auge. Wenn der Mensch dem Vokalischen zuhört – natürlich, die Sache ist spezialisiert nur in der Eurythmie vorhanden, aber gerade deshalb muß sie hervorgehoben werden, weil sie da für das Therapeutische besonders wichtig ist – wenn der Mensch dem Vokalischen zuhört, also wenn man ihm nur eine Aufeinanderfolge von Vokalen rezitieren würde, oder wenn man ihn eben nur solche Bewegungen machen läßt – da hört er ja gewissermaßen eurythmisierend solchen Bewegungen zu, die Ausdrucksformen für das Vokalisieren sind –, dann kommen gewöhnlich beim Menschen nun, der dem Vokalisieren zuhört, diejenigen Bewegungen des Ätherleibes in der früher beschriebenen Weise zur Betätigung, die dem rhythmischen System entsprechen. Und man läßt nun diejenigen Bewegungen wiederum ausführen von dem Eurythmisierenden, durch die er mit seinem physischen Leib in diese Bewegungen hineingleitet, die sonst durch den Ätherleib beim Zuhören des Vokalischen sich abspielen. Das ist also die Spezialisierung der Sache. Dadurch aber werden insbesondere zur Atmungs- und inneren Verdauungstätigkeit diejenigen Organe angeregt, die Organe für das rhythmische System sind. Die werden gestärkt, in denen wird der Appell an die Wachstumskräfte gerichtet beim noch heranwachsenden Kinde, oder an die plastischen Kräfte, die an der Organisation eben ihren Widerstand haben, bei dem erwachsenen Menschen.

Das führt Sie in die Physiologie gerade des vokalischen Eurythmisierens hinein. Wenn Sie also anwenden alles dasjenige zu therapeutischen Zwecken, was dem Vokalisieren entstammt in der Eurythmie, dann werden Sie auf die rhythmischen Organe ganz besonders wirken.

Nun darf ich Sie vielleicht bitten, Frau Baumann, konsonantierend dasselbe Gedicht noch einmal auszuführen. Sie werden im bloßen Anblick den radikalen Unterschied beim Konsonantieren gegenüber dem Vokalisieren ja unmittelbar merken. Dieser Unterschied ist auch ein durchaus radikaler. Und wenn wir dasjenige, was wir jetzt eben gesehen haben, studieren wollen, dann müssen wir uns klar sein darüber, wie sich die Sache verhält beim gewöhnlichen Anhören, wenn wir also nur Konsonantisches anhören würden. Es ist ja das beim Kulturmenschen wenig der Fall, aber bei weniger zivilisierten Volksstämmen kommt es allerdings vor, daß sie viel Konsonantisches anhören müssen. Denn bei weniger kultivierten Volksstämmen hat die Sprache [eine] wesentlich reichere Konsonantenwelt und da ist ein starker Übergang von einem Konsonanten zum andern, unbehelligt durch das dazwischenliegende Vokalische, vorhanden. Sie können das sogar noch bis [nach] Europa herein beobachten. Schauen Sie sich einmal tschechisch geschriebene Worte an, so werden Sie sehen, wie Sie da Konsonantenzusammenstellungen haben. Nun, selbstverständlich, wenn sie ausgesprochen werden, so klingt das Vokalische in diesen Konsonantenzusammenstellungen schon drin, aber es durchsetzt sie nur so wie eine fortlaufende, kaum nuancierte Strömung. Und wenn Sie dem Tschechischen zuhören, so werden Sie sich einfach sagen müssen: Dieses Anhören des Konsonantischen ist ein ganz anderes als das Anhören eines in einer Sprache Gegebenen, die außerordentlich gut vokalisierend ist.

Man hat es also da mit einem ganz andern Prozeß zu tun, und diesen Prozeß kann man in der folgenden Weise am besten charakterisieren: Dieser Prozeß, er ist also als gewöhnlicher Anhörungsprozeß, er ist ein starkes Hervorrufen derjenigen Bewegungen des Ätherleibes, die bei den physischen Bewegungen sonst eigentlich ausgeführt werden. Sie werden zurückgehalten. So daß also der Mensch beim Anhören des Konsonantischen in einer gewissen Spannung lebt. Er möchte eigentlich unbewußt, beim Anhören des Konsonantischen, äußerlich physisch imitieren, nachahmen, und hält es zurück. Diese Spannung lebt da. Es ist im wesentlichen ein Beruhigungszustand, aber ein künstlich hervorgerufener, durch eigene Ich-Kraft hervorgerufener Beruhigungszustand gegenüber den Bewegungen, die eigentlich ausgeführt werden wollen. Es ist also ein in sich gestaltetes* Wollen, das beim Anhören des Konsonantischen zutage tritt. Sie werden daher auch finden, daß das Anhören des Konsonantischen außerordentlich innerlich kräftigt, stark macht. Und man kann schon studieren, wenn man dafür ein Auge hat, man kann schon studieren, wie solche Völker wie zum Beispiel das tschechische Volk sich in ihrem Inneren ausnehmen, wie sich da

* Von Helene Finckh so übertragen, bei späteren Kontrollen eher als «gestähltes» gelesen. In früheren Ausgaben «gestautes».

der Mensch in seinem Inneren ausnimmt, mit diesen Spannungskräften, mit diesen aggressiven Kräften, wenn man weiß, daß das an dem Konsonantieren der Sprache herangebildet ist, dieses fortwährende Zurückhalten desjenigen, was eigentlich physische Bewegung werden will.

Nun ist es ja wiederum ein Herausgehen des Menschen, ein Übergehen in den Schlafzustand, und dieses Herausgehen des Menschen, dieses Übergehen in den Schlafzustand, es ist außerordentlich interessant. Sehen Sie, beobachten Sie einmal schematisch den Menschen: Kopf, rhythmisches System, Gliedmaßen-Stoffwechselsystem.

T 4

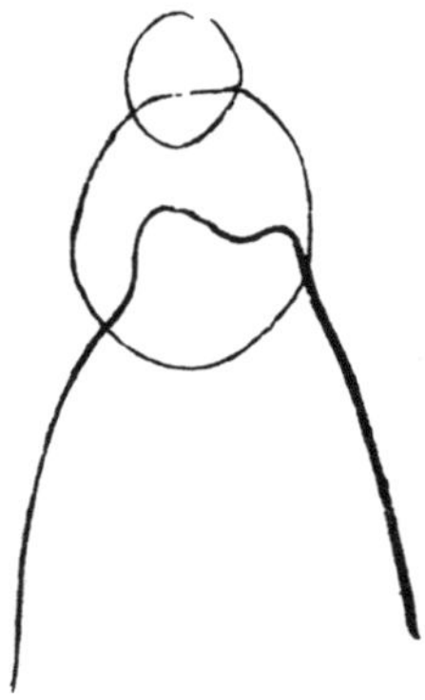

Engagiert beim Konsonanten-Zuhören ist ja vorzugsweise das Gliedmaßen-Stoffwechselsystem. Der Mensch will seine Glieder bewegen, will in Bewegung übergehen, nur ist die Bewegung in Spannung versetzt. Er geht gewissermaßen in einen Schlaf über, der eigentlich sonst nicht ausgeführt wird, denn es bleiben eigentlich Ich und astralischer Leib wie im* gewöhnlichen Schlafe, bleiben im Organismus drinnen.** Jetzt sucht man sogar eine Art künstlichen Schlafs herbeizuführen für das Gliedmaßen-Stoffwechselsystem in diesem Falle. Aber da macht sich dann die starke Reaktion bemerkbar, diese starke Reaktion, wenn man gewissermaßen einschläft mit seinem Gliedmaßen-Stoffwechselmenschen. Diese Reaktion besteht darin, daß man träumt. Aber nun ist wiederum das Bewußtsein

* Nicht eindeutig zu entziffern, möglicherweise «beim» an Stelle von «wie im».
** Zu dieser Aussage siehe Hinweis S. 151.

nicht dazu hergerichtet, daß man träumt. Es entstehen gewissermaßen Träume am Menschen, die ihn umspielen (orange).

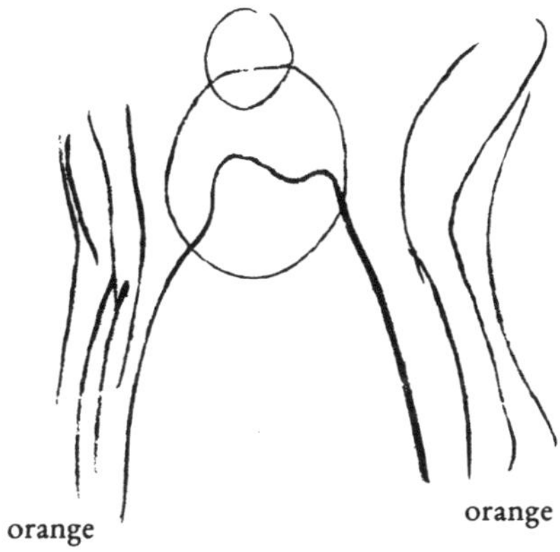

T 4

Er beeinflußt die äußere Astralität und den äußeren Äther. Solche Menschen, die Konsonantischem zuhören, machen in ihrer Umgebung eine Verstärkung der Aura, und diese Verstärkung der Aura, die spricht sich wiederum polarisch dadurch aus, daß nun dasjenige, was da im Unterbewußtsein bleibt, als polarischer Inhalt, als Willensgefühlsfaktor den Kopforganismus umspielt (violett) und in den Kopforganismus sich hineinsetzt.

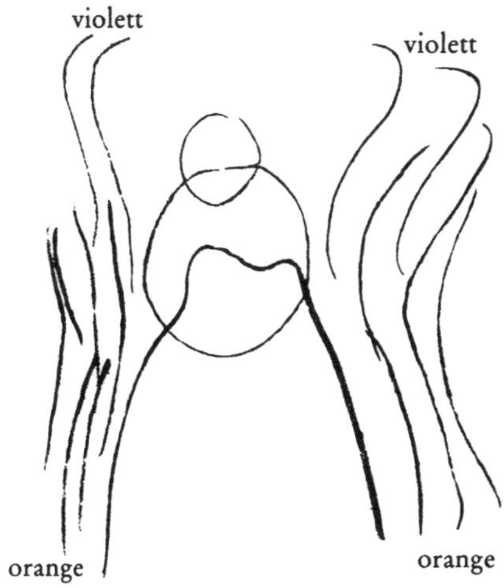

T 4

Sie können daher bemerken bei solchen Menschen, die ans Konsonantieren gewöhnt sind, eine Verstärkung ihres Eigensinnes, eine Verstärkung des Eigenwillens. Es sind in Wille umgewandelte Träume, die da durch den Kopforganismus spielen, in Wille umgewandelte Träume.

Was ist denn das eigentlich physiologisch richtig angesehen «in Wille umgewandelte Träume»? Wenn man dafür das ätherisch-physische Korrelat betrachtet – das ist im wesentlichen dasjenige, was nun plastisch wirkt in der Kopforganisation. Man hat also vorzugsweise das plastische Wirken auf die Kopforganisation, und man wird solche Kopforganisation, welche gewissermaßen hinter sich selber zurückgeblieben ist, die wird man auf diese Weise anregen können. Hat man es also zu tun mit einem Schwachsinnigen, hat man es zu tun mit jemandem, bei dem man sonst konstatieren kann, physisch konstatieren kann, daß seine Kopforganisation nicht in Ordnung ist, so lasse man ihn konsonantierend eurythmisieren, und man greift ein in diejenige Kraft, die sonst als traumhafter Wille in der ganzen übrigen, in der Gliedmaßen-Stoffwechselorganisation wirkt und da die Organisation anregt, in Regsamkeit erhält. Man macht dem Schwachsinnigen und dem sonst also in der Kopforganisation Zurückgebliebenen seinen Kopf regsamer. So daß man also brauchen kann diese Art von Eurythmie, um Heilkräfte in bezug auf die Kopforganisation hervorzurufen; insbesondere wenn man das verstärkt ausführen wird, was man ja als Verstärkung, als verstärkte Metamorphose der Konsonanten in der Eurythmie, was wir da in den letzten Tagen gehört haben.

Es ist ja natürlich, wenn man die Physiologie des Eurythmisierens ins Auge fassen will, daß man den bewegten, regsamen Menschen ins Auge fassen muß, daß man also gewissermaßen wirklich Physiologie treiben muß. Denn mit der gewöhnlichen Physiologie treibt man eigentlich keine Physiologie, sondern man geht im Grunde genommen doch, selbst wenn man seine Versuche am Lebendigen macht, vom Maschinellen aus, oder man geht ganz von der Leiche aus und schließt dann auf das eigentliche Physiologische. Man hat also etwas, was man erschlossen hat. Das, was man sonst erschlossen hat, das muß man der Regsamkeit des Menschen ablesen, wenn man es zur Physiologie dieser Prozesse bringen will, und man wird sehen können, daß von einem solchen Studium eine Belebung der gesamten Physiologie wiederum ausgehen kann. Denn bedenken Sie nur das Folgende:

Was ist eigentlich, jetzt am lebendigen Menschen betrachtet, die Verdauungstätigkeit? Sie ist Stoffwechseltätigkeit, die nach dem Rhythmischen hin stößt, nach dem Rhythmischen hin sich entfaltet. Verdauungstätigkeit ist Stoffwechsel, der gewissermaßen aufgefangen wird von dem Rhythmus der Zirkulationsorgane. Es spielt sich ja fortwährend ein Prozeß ab, der eine Zusammensetzung ist aus der Stoffwechseltätigkeit in der Gewebeflüssigkeit. Und dasjenige, was sich da abspielt als Stoffwechseltätigkeit in der Gewebeflüssigkeit, das wird, indem der Rhythmus heranschlägt*, selber von diesem Rhythmus der Zirkulationsorgane mitgenommen, mitgerissen, und es geht die mehr chaotische Tätigkeit, das Chaos, das stattfindet in den Regungen der Gewebeflüssigkeit, das geht über in den Rhythmus des Zirkulationssystems. Und in so etwas, wo das Chaos der Gewebeflüssigkeit übergeht in die regelmäßige rhythmische Betätigung des Zirkulationssystems, in dem lebt sich ja physisch aus dasjenige, was menschliche Willenstätigkeit ist. Willenstätigkeit – die man wiederum jetzt genau unterscheiden muß vom äußeren Tun, obwohl sie sich in dieses äußere Tun ergießt –, die besteht darinnen, daß ein fortwährender Übergang stattfindet zwischen chaotischer Regsamkeit in der Gewebeflüssigkeit und rhythmisch-regelmäßiger Tätigkeit, auch harmonisierender Tätigkeit in dem Zirkulationswesen. Dadurch aber, daß dieses stattfindet, harmonisiert sich die Innenwelt des Menschen, das innerhalb der Haut Gelegene, mit dem äußeren Wesen des Menschen. Der Mensch gliedert sich gewissermaßen, indem er sein Eigenwesen** herabsetzt, in das Wesen der Außenwelt ein. Indem man daher eurythmisch auf diese Tätigkeit wirkt, wie wir es ja beim Konsonantieren gesehen haben, ist das so, daß wir in der Tat entgegenwirken dem Eigensinnig-Werden des Menschen, dem Egoistisch-Werden des Menschen, aber auch im organischen Sinne dem Egoistisch-Werden des Menschen. Denn was heißt denn Egoistisch-Werden des Menschen eigentlich? – Sehen Sie, Egoistisch-Werden des Menschen heißt, organisch ausgedrückt: die Organe verlieren ihre plastische Kraft und nehmen zu in bezug auf ihre starre Kristallisationskraft. Sie wollen gewissermaßen nicht mehr Plastiker sein, sie wollen sich nähern dem Kristallisierungszustande. Dem arbeitet man entgegen durch das konsonantierende Eurythmisieren.

* Möglicherweise «heraufschlägt» laut Stenogramm.

** «Eigenwesen» laut Stenogramm, vorher «Innenwesen».

So sehen Sie eigentlich ganz in die menschliche Organisation hinein. Egoisten sind eigentlich immer Menschen, deren Magen und Leber und Lungenflügel drohen, anzunehmen richtige Keilform. Sie wollen Keile werden, sie wollen ins Kristallinische übergehen, währenddem Menschen, die krankhaft selbstlos sind, bei denen fließen diese Organe aus. Sie haben keine Kristallisationskraft, sie haben plastische Kraft, sie runden sich. Das ist ja auch ein krankhafter Zustand. Immer ist es ja das Ausschlagen des Pendels nach der einen und nach der andern Seite, was man zu beachten hat.

Nun beachten Sie einmal die eigentliche auch geistige Tätigkeit so: Wenn der Mensch denkt und vom Denken aus fühlt all dasjenige, was man im gewöhnlichen Leben die Tätigkeit nennt, welche man [als] geistige bezeichnet – sie wird ja ausgeführt von der physischsten Kopforganisation, also gerade dadurch ist sie die sublimierend geistige Tätigkeit, das Individualisierende auf der einen Seite, das abstrakt Gefühlte auf der andern Seite – wenn der Mensch diese geistige Tätigkeit ausführt, was geschieht denn dann? Sehen Sie, dann zieht er aus seinem Organismus heraus diejenige Kraft, welche ihn befähigt, sich als Glied in die Außenwelt hineinzuversetzen. Er zieht auch aus seinem Organismus heraus diejenige Kraft, die ihn krankhaft dazu verführt, auszufließen. Er macht sich geradezu zum Kristallisator, wenn er geistig tätig ist. Gewisse, insbesondere – wie ich glaube – mehr nach Norden gelegene Völker, die haben ein starkes instinktives Bewußtsein sich angeeignet für diese Dinge. Und sie haben zwar heute noch keine Neigung, das Eurythmische nach diesem instinktiven Bewußtsein einzurichten, sie verwenden dann dasjenige, was mehr äußerlich physiologisch ist, das schwedische Turnen und so weiter, aber sie benutzen doch die eigentümliche Wechselwirkung, die da besteht zwischen derjenigen Tätigkeit, die die Kinder ausführen müssen, wenn sie in der Schule szientifisch wirken sollen, nicht wahr, denken sollen und so weiter, diese Tätigkeit lassen sie abwechseln mit demjenigen, was dann zur Bewegung anregt. Sie fordern auch schon, daß jeder Lehrer eigentlich ein Turnlehrer sei, sie fordern wiederum von dem Turnlehrer, daß er auf der geistigen Höhe des Kindes steht. Solche Dinge sind ja in einer fortgeschrittenen Zivilisation durchaus zu berücksichtigen, und wenn ich eine bissig erscheinende, aber durchaus nicht bissig gemeinte Bemerkung, die nur aufklärend sein soll, machen will, so könnte ich sagen: Um diese Dinge instinktiv zu berücksichtigen, dazu gehört Zeit. – Das muß also bei Völkern ausgeführt werden, welche sonst weniger am Zivilisationsprozeß teilnehmen, die mehr für sich leben, ein abgeschlossenes Leben für sich leben, und die also instinktiv nach und nach ausbilden können dasjenige, was sich auf solchen Rhythmus von geistiger Tätigkeit und physischer Tätigkeit bezieht wie zum Beispiel die Schweden und Norweger, die so eine Art isoliertes Dasein führen, die können ja solche Anschauungen ganz besonders gut instinktiv ausführen. Andere Völker, die mehr angewiesen sind darauf, solche Dinge bewußt auszuführen, weil sie sonst mehr sich betätigen an dem allgemeinen Weltprozesse, diese Völker, die also sich zum Beispiel beschäftigen müssen, was ja in der letzten Zeit sehr der Fall war, mit Kriegführen und so weiter, die müssen dann um so mehr bewußt auf diese Dinge sehen. Und diejenigen, die durchaus eigentlich, weil sie mitten drinnenstehen in der Bewegung der Welt und ganz eigentlich sich in diese Dinge versetzen müssen, weil sich gewissermaßen um sie die Welt dreht, die werden schon sehen, was sie hinterlassen, wenn sie sich nicht bewußt diesen Dingen zuwenden, wie sie allmählich dekadent werden. Das ist etwas, was sich insbesondere die Schweiz sagen müßte.

Diese Dinge laufen also ein durchaus auch in das Betrachten der allgemeinen Weltverhältnisse, denn schließlich, nicht wahr, meine lieben Freunde, die allgemeinen Weltverhältnisse gehen ja aus dem Wirken der Menschen hervor, und sie gehen sogar heute noch viel mehr aus dem unbewußten Wirken der Menschen hervor als aus dem bewußten. Aber man hat die Aufgabe, das unbewußte Wirken der Menschen in das bewußte allmählich überzuführen.

Nun, diese geistige Tätigkeit, wie wirkt sie im Menschen? Sie wirkt, indem sie die Kristallisationskräfte wachruft. Sie wirkt daher bei ich-schwachen Menschen auf die Verstärkung des Ego, sie macht sie egoistischer. Aber wir haben ja nötig, die Egoismuskräfte bei solchen Menschen, die organisch ausfließen, weil sie zu wenig egoistisch sind, diese Egoismuskräfte – nicht für die Seele, aber für den Organismus – dann anzuregen. Wir können sie anregen ja auch durch äußere Mittel, und es wird ja natürlich sein, daß wir solchen Menschen, die organisch ausfließen, raten, zuckerhaltige Substanzen zu sich zu nehmen. Aber sie haben dafür manchmal gerade eine gewisse Antipathie, worin sich gerade die Tatsache erst recht ausdrückt.

Nun aber, das ist ja dasjenige, was uns jetzt in diesem Augenblick viel weniger interessiert. Was uns jetzt in diesem Augenblick interessiert, ist das, daß man ja durch die vokalisierende Eurythmie dazu kommt, nach dieser Richtung hin ganz besonders zu wirken, und daß man da gewissermaßen durch das vokalisierende Eurythmisieren den Menschen zu sich selbst bringen kann, organisch. Man kann diejenigen Kräfte wachrufen, die ihn organisch zu sich selbst bringen. Und das kann ja für gewisse Menschen außerordentlich notwendig sein, auch zum Beispiel für diejenigen Menschen, die verschlafen sind. Man wird aber auch sehen, daß die Abwechslung der beiden, des Vokalisierenden und des Konsonantierenden, dadurch günstig wirkt, daß da ein lebendiger Rhythmus entsteht im Menschen, wie er auch sein soll zwischen der Hingabe an die Welt und der Zurücknahme in sich selbst. Das ist dann dasjenige, was durch das abwechselnde konsonantierende und vokalisierende Eurythmisieren hervorgerufen wird. Es ist natürlich dann ganz besonders notwendig, wenn man die Eurythmie zu Heilzwecken anwenden will, daß man dieses, ich möchte sagen physiologisch-psychologische Durchschauen dessen, was eigentlich vorgeht, sich aneignet, daß man also richtig weiß: Es neigt ein Mensch, der konsonantisch eurythmisiert, dazu, eine Art von Aura um sich hervorzurufen, welche dann wiederum auf ihn zurückwirkt und ihn herausbringt aus dem wesenlosen Zusammenfließen mit der Welt. Es wirkt bei dem Menschen, den man vokalisierend eurythmisieren läßt, die Sache so, daß gewissermaßen seine eigene Aura zusammengezogen wird – was ja immer auch bei der geistigen Tätigkeit der Fall ist, daß seine eigene Aura zusammengezogen wird, in sich verdichtet wird – und daß dadurch die inneren Organe angeregt werden, den Menschen zu sich zu bringen.

In pädagogisch-didaktischer Beziehung ist es ja nun wirklich so, daß man wiederum durch die Abwechslung [zwischen] den Stunden, die man etwa an den Vormittag verlegt, in denen mehr geistig gearbeitet werden muß, und denjenigen Stunden, in denen mehr in Bewegung gearbeitet wird, also wo auch viel eurythmisiert wird, daß man dadurch eine rhythmische Tätigkeit in dem heranwachsenden Kinde hervorruft, die außerordentlich günstig wirkt, indem all die Schäden, die entstehen müssen bei zu starker geistiger Anstrengung, indem diese Schäden wiederum durch das Eurythmisieren ausgeglichen werden. Und deshalb stellt sich auch in den Gesamtunterricht das Eurythmisieren in einer außerordentlich wohltätigen Weise hinein.

Dasjenige, was ich nun über das Eurythmisieren den Ärzten speziell zu sagen habe, das werde ich dann in die Mitteilungen gegenüber den Ärzten noch hineinfließen lassen. Die eigentlichen eurythmischen Betrachtungen wollen wir damit abgeschlossen sein lassen und morgen zwei aufeinanderfolgende eigentliche Ärztestunden haben, wo die Eurythmiker dann nicht dabei sind, nämlich um halb neun und nach einer Viertelstunde Pause [um] Viertel vor zehn.

Dankesworte von Dr. med. Friedrich Husemann

Wir stehen ja heute am Abschluß dieses Kurses, und es ist gewiß unser aller Bedürfnis, darauf noch einmal zurückzublicken. Wir haben, glaube ich, empfunden, daß gerade mit diesem Kursus noch ein gewisser Höhepunkt dessen gegeben ist, was wir bisher von Herrn Dr. Steiner als Anregungen für die Medizin bekommen durften. Daß es möglich war, einen Kursus hier zu halten für Ärzte und Künstlerinnen, scheint mir doch ein Symbol gewissermaßen dessen, was wir eigentlich mit unseren anthroposophischen Bestrebungen in der Medizin wollen. Daß diese Synthese zustande kommen konnte ist vielleicht doch auch eine Erfüllung dessen, was Goethe in bildhafter Weise in seinem «Wilhelm Meister» einmal sagte, daß man die Medizinstudenten eigentlich nicht so sehr anatomisieren lassen sollte als vielmehr synthetisieren. Man sollte sie unterrichten, den menschlichen Körper wiederum zusammenzusetzen aus den einzelnen Muskeln, Knochen und Organen, und aus diesem Gefühl des Zusammensetzens heraus würde sich auch das gesunde Gefühl des Heilens ergeben.

Das, glaube ich, ist gerade mit diesem Kurs doch vor uns hingestellt, wie diese Möglichkeit des synthetischen Denkens und Fühlens wieder in uns angeregt werden kann, und daß gerade ein solcher Kursus, der zeigt, wie das Wort, wie das Geistige übergeht in die Bewegung, auf den Körper, daß er uns geradezu zum Tun anregen sollte und nicht zum Reden. Das liegt ja eigentlich in der ganzen Tendenz dessen, was uns hier gegeben ist.

Und darin liegt nun anderseits wieder eine kleine Schwierigkeit. Denn gerade wenn man sich zum Tun angeregt fühlt, kann man ja dazu kommen, zu viel zu tun, und es liegt so außerordentlich nahe, daß nun alle die Anregungen, die hier gegeben sind, eben recht viel und überall angewendet werden. Und da hat nun unsere Vereinigung gerade gebeten, noch einmal doch das recht ernst zu nehmen, was Herr Dr. Steiner wiederholt betont hat, daß man diese therapeutischen Anregungen eben doch als Therapeutische betrachten möchte, das heißt als solche, die unter der Kontrolle oder unter der Mitwirkung eines Arztes eben angewendet werden sollen, daß man nicht blind drauflos sie anwenden soll, denn das kann ja selbstverständlich zu schweren Mißerfolgen führen, wenn das geschieht, und wir müssen andererseits ja auch bedenken, daß alles, was als Dilettantisches dann herauskommt an die Öffentlichkeit, das dann doch schwer schädigend auf uns, auf unsere Bewegung zurückwirken kann.

Deshalb wollten wir Sie bitten, diese Ermahnungen, die Herr Dr. Steiner in dieser Beziehung gerade an uns gerichtet hat, doch recht ernst zu nehmen. Das, was hier gegeben ist, muß eben von uns verarbeitet werden. Aber das kann nur in ersprießlicher Weise geschehen, wenn wir eben zusammenarbeiten so, wie wir jetzt hier zusammengewesen sind. Deshalb möchte ich damit schließen, daß wir unseren Dank gegenüber Herrn Dr. Steiner eben gerade dadurch zum Ausdrucke bringen, daß wir wirklich das weiter verarbeiten, aber daß wir uns auch nicht nur tätig hineinstellen in unsere Bewegung, sondern gerade mit Verständnis.

VORTRÄGE ÜBER HEILEURYTHMIE

gehalten für Ärzte und Medizinstudenten

im Rahmen des Fachkurses
«Geisteswissenschaftliche Gesichtspunkte zur Therapie»,
Dornach, April 1921, GA 313
und der «Medizinischen Woche», Stuttgart,
Oktober 1922, GA 314

NEUNTER VORTRAG AUS DEM 2. FACHKURS FÜR ÄRZTE

Dornach, 18. April 1921

Dasjenige, was ich Ihnen heute mit Bezug auf die Eurythmie zu sagen habe, meine verehrten Freunde, das ist so, daß es durchaus wird im einzelnen immer durchschaut werden müssen mit den Kenntnissen, die Sie in physiologischer Beziehung und sonst haben. Wie das zu geschehen hat, das wird sich Ihnen schon, möchte ich sagen, wie von selbst ergeben. Aber gerade wenn wir in einen solchen geistig-leiblichen Prozeß hineinschauen wie den, der beim Eurythmisieren stattfindet, so können wir gar nicht anders, als auf tiefere geistig-physische Zusammenhänge auch hinweisen. Und, sehen Sie, da möchte ich Sie nun auf das Folgende aufmerksam machen.

Wir müssen zunächst schauen auf den außermenschlichen Weltprozeß, auf jenen außermenschlichen Weltprozeß, den man gewöhnlich nur verfolgt in bezug auf seine Details, und den man nicht verfolgt in bezug auf dasjenige, was eigentlich innerlich tätig ist. Bedenken Sie doch nur, daß Erdenbildung in Wirklichkeit heißt: es geschieht eine Bildungstendenz von der Planetensphäre aus herein, und auch außerdem von demjenigen, was noch außerhalb der Planetensphäre liegt, geschieht eine Bildung in die Erde herein, fortwährende, strahlende, sich in den einzelnen Kraftentitäten ausdrückende, gegen die Erde her strahlende kosmische Kräfte.

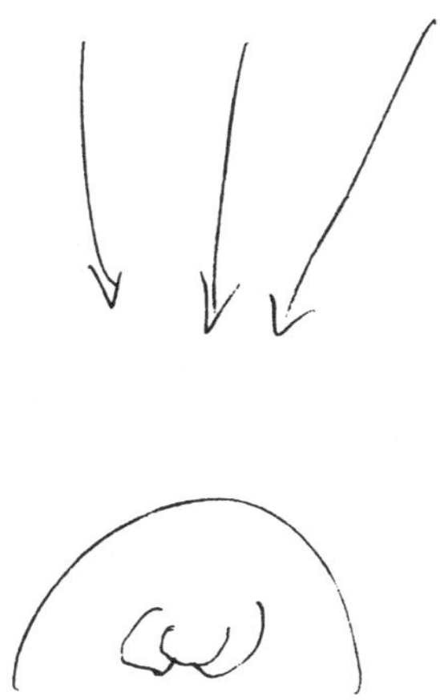

ST

Diese kosmischen Kräfte können wir jetzt in diesem Zusammenhange so auffassen – obwohl sie alles dasjenige, was ich früher über die Strahlen gesagt habe, wiederum in sich schließen können, so können wir sie aber doch so ins Auge fassen –, daß wir sagen, sie wirken gegen das Zentrum zu und bilden eigentlich dasjenige, was auf der Erde und in der Erde ist, von außen her. Es ist schon einmal so, daß zum Beispiel wirklich die gesamte Metallität der Erde, die gesamten Metalle nicht aus irgendwelchen Kräften aus dem Erdinneren heraus im wesentlichen gebildet werden, sondern daß sie wirklich von dem Kosmos herein in die Erde eingesetzt werden. Diese Kräfte, die da durch den Äther wirken – nicht etwa von den Planeten aus, da würden sie wiederum zentral wirken, die Planeten sind gerade dazu da, um sie zu modifizieren, die Planetensphäre ist es –, diese Kräfte können wir nennen die Bildungskräfte, die von außen her wirkenden Bildungskräfte. Aber gerade in diesem Zusammenhange bitte ich Sie, diese Sache zu fassen: Bildungskräfte. Ihnen stehen entgegen diejenigen Kräfte, welche beim Menschen und in der Erde diese Bildungskräfte aufnehmen und befestigen, sie gewissermaßen um einen Mittelpunkt herum versammeln, so daß eben die Erde entstehen kann. Also diese Kräfte, die da befestigen, wir können sie nennen die Kräfte des Befestigens.

ST

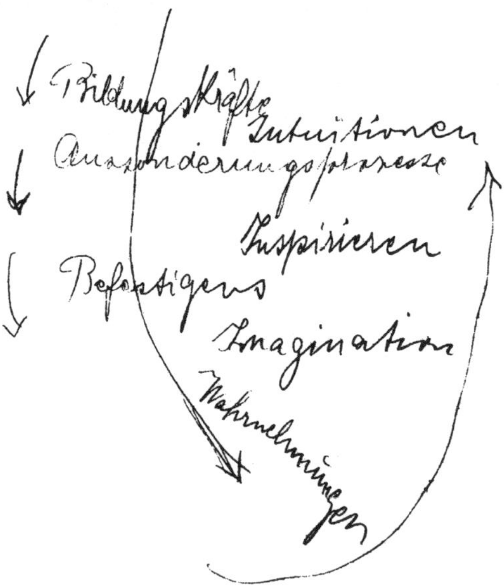

Im Menschen sind sie vorhanden als solche Kräfte, die plastisch die Organe bilden, während die andern Kräfte, die Bildungskräfte, diejenigen sind, die mehr die Organe aus der geistig-ätherischen Welt in die physische Welt hereinschieben. Das ist ein Prozeß, der ja in dem Gegensatz zwischen den Schiebekräften des Magnesiums, zwischen den Fluorkräften, die runden, ich möchte sagen, eben mit Händen zu greifen ist, aber wiederum ein Prozeß, der sich in allen möglichen Wendungen [darlebt] – bei den Zähnen tritt er auf von unten nach oben und sich oben rundend, aber er tritt auch auf von vorn nach rückwärts, von rückwärts nach vorn, von oben nach unten, sich nach unten hin rundend –, ein Prozeß, der sich überallhin darlebt. Und Sie können ihn zum Beispiel, ich möchte sagen, wiederum mit Händen greifen, diesen Prozeß, wenn Sie sich vorstellen, daß sich mit der Tendenz, ein Kugeliges nach vorn zu schieben, von außen nach innen, da etwas sich bildet, und daß dem sich entgegenstellt ein Kugelbildungsprozeß, von unten nach oben.

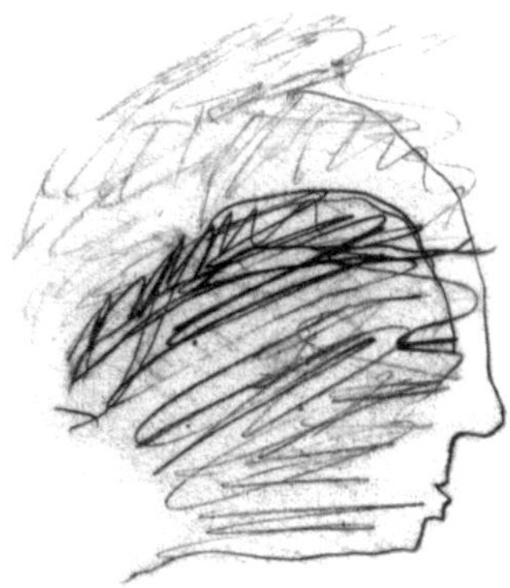

ST

Und zwischen diesen beiden Prozessen drinnen liegt nun dasjenige, was das Vermittelnde ist, also Absonderungsprozesse, wiederum das Aufnehmen des Abgesonderten von andern und so weiter, dasjenige, was man im weitesten Sinne Absonderungsprozesse nennen kann; denn schließlich ist auch das Aufnehmen beruhend auf einer Absonderung nach innen, die wiederum resorbiert wird. Also dazwischen liegt wiederum dasjenige, was man Aussonderungsprozesse* am besten nennen kann.

* Im Stenogramm deutlich unterscheidbar: bis hierher «Absonderungsprozesse», nun «Aussonderungsprozesse».

Solch einen Aussonderungsprozeß können Sie wiederum mit Händen greifen, wenn Sie sich hier denken, daß auf der einen Seite dasjenige liegt, was den Kohlenstoff fortwährend aussondern will (orange), und dasjenige, was ihn wiederum aufnimmt in der Kohlensäurebildung (weiß) durch die Atmung von vorne.

T 5

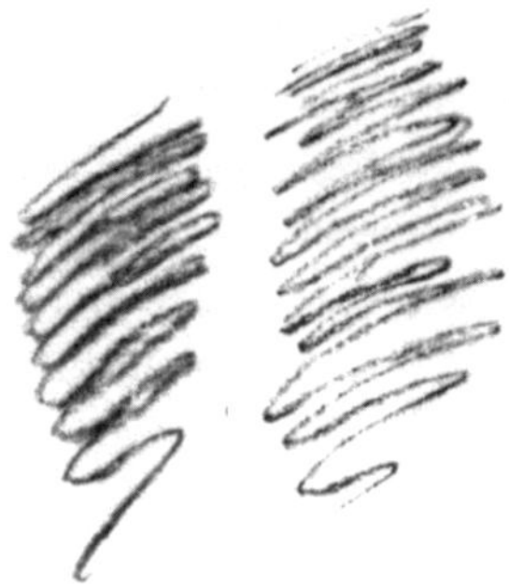

orange weiß

Dann setzt sich dahinter* ein solcher Aussonderungsprozeß fort. Und wenn Sie noch weiter herunterkommen in den Stoffwechsel-Gliedmaßenprozeß, dann haben Sie richtig einen Befestigungsprozeß. Aber dieser Befestigungsprozeß, der ist auch vorhanden nun nach der andern Richtung. Sie können das verfolgen da, wo Sie wiederum, ich möchte sagen, (es) mit Händen greifen können, wenn Sie darangehen, zu betrachten das Auge, es wird von außen herein gebildet, das zeigt Ihnen schon die Embryologie, aber es wird von innen her befestigt. Es wird verinnerlicht die Bildung. Darauf beruht ja die Entstehung des Auges. Es wird verinnerlicht.

ST

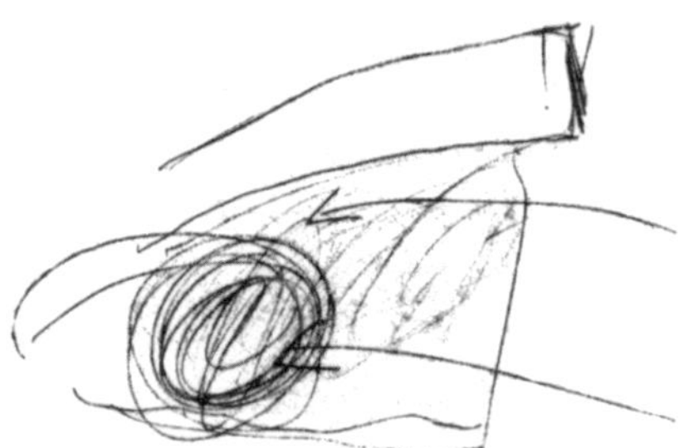

* Laut Stenogramm auch «da hinunter» möglich.

So daß wir diesen Befestigungsprozeß, indem wir zu dem Geistig-Seelischen vorschreiten im Menschen, also zu den Organen des Geistig-Seelischen, zu den Sinnesorganen vorschreiten, daß wir diesen Befestigungsprozeß sich vergeistigend haben, sich wirklich verseelend, vergeistigend haben in der Wahrnehmung. Das ist gewissermaßen der heruntersteigende Prozeß, der bis zur Organbildung führt [siehe Schema S. 96]. Dann finden wir am untersten Ende den Wahrnehmungsprozeß, das gegenständliche Wahrnehmen. Bildet sich das weiter aus, entwickelt es sich so weiter, dann wird das Wahrnehmen gegen das Befestigen zu – wenn es bewußt wird am Befestigen –, wird es zur Imagination. Wenn die Imagination sich weiter entwickelt und bewußt wird gegen den Aussonderungsprozeß zu, [dann] wird sie zum Inspirieren. Und wenn das Inspirieren sich weiter entwickelt gegen den Bildungsprozeß zu und da bewußt an den Bildungsprozeß heranstößt, also die Bildung durchschaut, dann wird sie zum Intuitieren. Man kann entwickeln diese Stufenfolge des seelischen Lebens von dem gegenständlichen Wahrnehmen zum Imaginieren, zum Inspirieren, zum Intuitieren.

Aber diesem Prozeß, den man da entwickelt im Seelischen, dem liegt ja der Werdeprozeß zugrunde. Er ist nur, wie Sie hier auch sehen, die Umkehrung des Werdeprozesses. Man tritt dem Gewordenen entgegen und steigt wiederum hinauf ins Werden in umgekehrter Richtung. Das Bilden ist in absteigender Richtung. Man steigt in umgekehrter Richtung hinauf, man schreitet dem Werden entgegen. So daß das, was man als Wahrnehmen und Erkenntniskräfte in Imagination, Inspiration, Intuition ausbildet, daß das immer seine Gegenwirkung hat in den schöpferischen Kräften, in den schöpferischen Kräften, die sich in den Bildekräften, in den Aussonderungsprozessen, in den Befestigungsprozessen ausdrücken.

Und Sie werden daraus ersehen, daß im menschlichen Organismus dasjenige in umgekehrter Richtung tätig ist beim Schaffen, beim Entstehen, in das man hineinsteigt, wenn man sich im Erkennen aufschwingt. Sie werden daraus sehen, daß es wirklich so ist, daß dasjenige, was wir in der Imagination erreichen, dieselben Kräfte sind, die da ohne unser Bewußtsein in den Wachstumserscheinungen sich geltend machen, in den plastischen Wachstumserscheinungen sich geltend machen. Wenn wir aufsteigen zur Inspiration, so kommen wir an die Kräfte heran, die von außen herein bei der Atmung den Menschen inspirieren, beim Atmen den Menschen durchbilden, die sich da in die plastischen Kräfte, als sie gewissermaßen durcharbeitend, hineingestalten. Und wenn wir zum Intuitieren aufsteigen, so steigen wir eigentlich zu dem Agens auf, das sich in unseren plastischen Formen als die substantielle Wesenheit von der Außenwelt herein begibt.

Sie sehen also, wir fassen da den Menschen, aus dem Kosmos heraus sich gestaltend, und wenn wir jetzt unsere Kenntnisse anwenden, die wir uns erworben haben in irgendeiner Weise durch Anatomie oder durch Physiologie, und sie durchleuchten mit dem, was uns da (gegeben) ist, dann fangen wir an, die Organe und ihre Funktionen zu verstehen. Es ist das also ein Hinweis auf das Verstehen der Organe und ihrer Funktionen. So daß in demjenigen, was plastisch immer wirkt am Menschen, was den Menschen normal, ich möchte sagen durchplastiziert, daß das auf der andern Seite – nehmen Sie jetzt den gestrigen Vortrag zu Hilfe –, daß das auf der andern Seite lebt in den konsonantierenden Bewegungen, die da gerade unbewußte Imaginationskräfte, wie ich gestern sagte, nämlich eine Art Durchträumen* des Organismus hervorrufen. Sie durchschauen da also, wie das konsonantierende Eurythmisieren mangelnde Bildekräfte im Menschen, mangelnde plastische Kräfte ergreift und sie in die richtige Plastik überführt.

Nehmen wir also ein Kind und sehen wir, daß eine mangelhafte Plastik vorliegt, daß die Plastik zu stark wuchert. Was heißt das: die Plastik wuchert zu stark? Das heißt, die Plastik wirkt zentrifugal, macht den Kopf groß, indem sie zentrifugal wirkt, und läßt ihn, weil er zu groß wird, nicht dazu kommen, sich in der richtigen Weise mit imaginierenden Kräften zu durchdringen. Die muß man zuführen. Also lasse man das Kind eurythmisieren in konsonantischer Weise.

Frage: Ein zwei Jahre alter Knabe, mit großem Kopf, jedoch kein Wasserkopf, sonst scheinbar gesund.

Sie haben tatsächlich im konsonantierenden Eurythmisieren, das richtig angewendet wird, das Gegenmittel, [um] dem beizukommen. Hier kom-

* Im Stenogramm nicht eindeutig zu entziffern, «Durchströmen» wäre auch möglich. Siehe auch den Hinweis S. 152.

men wir eben auf die Stelle, wo eine gründliche Beobachtung des Morphologischen, des tieferen Morphologischen gerade hinweist auf die eurythmisierende Behandlung. Oder:

Ein zwölfdreiviertel Jahre alter Knabe, dessen Längenwuchs auffallend zurückgeblieben ist, organisch ohne Befund, jedoch Würmerbesitzer ...*, intelligent, aber geistig schnell ermüdbar.

Ein außerordentlich interessanter Symptomenkomplex, alles darauf hinweisend, daß nicht genügend imaginative Kräfte da sind, daß die plastischen Organkräfte wuchern, weil nicht genügend innere plastische Kräfte, seelisch plastische Kräfte da sind. Die seelisch plastischen Kräfte sind es ja nun auch, die die Parasiten zerstören. Es ist also kein Wunder, wenn sie zu wenig da sind, daß das ein Würmerbesitzer ist. Also lasse man ihn konsonantierend eurythmisieren, und man hat das Gegenmittel gegeben. Diese Zusammenhänge, die weisen Sie ja direkt darauf hin, wo Sie mit der Eurythmie einzugreifen haben. Denn wenn diese Erscheinungen etwas, ich möchte sagen, kaschiert auftreten, nun, dann kann man selbst noch bei solchen kaschierten Fällen außerordentlich günstig mit Eurythmie wirken, insbesondere, wenn man dann noch in einer materiell therapeutischen Weise der Sache entgegenkommt.

So zum Beispiel ist mir eine interessante Frage vorgelegt worden. Es ist natürlich, daß ich diese Frage im Prinzip zu beantworten habe. Wenn irgendwelche Komplikationen eintreten, so könnten dann bei der speziellen Sache diese Komplikationen besonders berücksichtigt werden; aber wenn auch irgend etwas anderes kombiniert werden muß mit der Sache, so ist dennoch die Sache von der einen Seite her mit dem, was da charakterisiert werden kann, durchaus getroffen:

Ich habe ein fünfjähriges Kind als Patient, das bei den Unruhen durch Schußverletzung viel Blut verloren hat; vor zwei Jahren stellte sich eine Deformierung der Gelenke ein ...**. (Dinge, die später zu Bleichsucht und dergleichen bei Erwachsenen führen.) Wie wäre dem therapeutisch beizukommen?

* Lücke im Stenogramm.

** Von Helene Finckh wurde die Lücke im Stenogramm wie hier wiedergegeben gekennzeichnet und in der Übertragung der nachfolgende Satz in runden Klammern beigefügt, obwohl er nicht im Stenogramm festgehalten ist.

Ja sehen Sie, da haben Sie Gelenkdeformation. Das ist ein schon nach außen Wirken der plastischen Kräfte, die nicht mehr im Inneren bleiben können, die also schon nach außen strahlen, so daß sie den Menschen verlassen, statt daß sie im Inneren wirken würden. Die werden im eminentesten Sinne zurückgestrahlt gerade durch die Anwendung des konsonantischen Eurythmisierens. Denn Sie rufen ja im konsonantischen Eurythmisieren eben die wirksamen, die objektiv wirksamen Imaginationen hervor, die Deformierungen ausgleichen. In der Zukunft – darauf ist schon bei der Fragestellung ganz richtig hingewiesen worden – in der Zukunft werden die Menschen überhaupt in der mannigfaltigsten Weise zu Deformierungen neigen, weil sie nicht mehr auf* den unwillkürlich wirksamen Kräften die normalisierende Gestalt werden bilden können. Der Mensch wird frei; er wird sogar frei werden nach und nach in bezug auf die Bildung seiner eigenen Gestalt, aber er muß dann mit der Freiheit etwas anfangen können. Er muß also übergehen zu dem Erzeugen von Imaginationen, meine lieben Freunde, die dem Deformieren immer entgegenwirken.

Nun das andere, sehen Sie, hier haben wir es zu tun mit mangelhafter objektiver Imagination; wir können es auch zu tun haben mit mangelhafter objektiver Inspiration, was sich dann äußert durch – wenn ich so sagen darf – Deformierung des rhythmischen Systems. Diese Deformierung des rhythmischen Systems, die drückt sich ja ganz besonders dadurch aus, daß die objektive Inspiration, die nach innen geht, nicht in der richtigen Weise entgegenkommt dem Zirkulationsrhythmus. Und da wirkt man normalisierend, wenn man das vokalisierende Eurythmisieren anwendet. Dieses vokalisierende Eurythmisieren, das wirkt ebenso auf solche Unregelmäßigkeiten im Inneren, die eben nicht von morphologischen Veränderungen begleitet sind, wie das konsonantierende Eurythmisieren eben auf Deformierungen oder auf Neigungen zu Deformierungen wirkt.

Ich sagte früher, daß es ja allerdings notwendig sein kann, so etwas zu unterstützen, wenn es in besonders radikaler Weise auftritt, wie bei der Deformierung der Gelenke, die wir gerade jetzt besprochen haben. Da ist es dann notwendig, daß man therapeutisch zu Hilfe kommt dem Prozeß des konsonantierenden Eurythmisierens, der also so wirkt, daß er nament-

* Im Stenogramm möglicherweise auch «in».

lich anregt durch diese Imagination die innere Atmung der von außen nach innen gehenden, jenseits der Darmwände nach innen zu gelegenen Organe: Lunge, Nieren, Leber und so weiter, daß man diesem Prozeß zu Hilfe kommt. Es ist ja schon einmal so, wenn man konsonantierend eurythmisiert, dann beginnen besonders der Hinterkopf, die Lunge, die Leber, die Nieren ein Funkeln und Funkensprühen, das tatsächlich etwas ist, was zeigt, wie die Reaktion ist, die geistig-seelische Reaktion ist auf dasjenige, was im Konsonantieren außen gemacht wird. Der ganze Mensch wird in diesen Organen ein leuchtendes Wesen, und den Bewegungen, die ausgeführt werden, setzen sich immer Leuchtebewegungen im Inneren entgegen, und insbesondere bei gewissen konsonantierenden Bewegungen entsteht, ich möchte sagen, eine ganze Leuchtenachbildung des Absonderungsprozesses der Niere. Man bekommt gewissermaßen ein Bild des ganzen Absonderungsprozesses der Niere in diesem Leuchteprozeß, der da auftritt durch das konsonantierende Eurythmisieren. Und das wirkt dann hinüber in die unbewußten Imaginationen, und der ganze Prozeß, wo diese Partie so zu leuchten beginnt, das ist ja derselbe Prozeß, den ich speziell als den unter dem Einflusse des Cuprum geschildert habe; es ist derselbe Prozeß. Und hier ist auch der Ort, wo man gerade den Arzt darauf hinweisen kann, daß es ja auch Menschen gibt, die gewisse Krankheitsformen haben. Diese Krankheitsformen, gestern nach dem Abendvortrag wurden sie mir erst wiederum, ich möchte sagen, entgegengetragen, diese Krankheitsformen, indem mir jedenfalls von einer gewissen Seite her außerordentlich bewunderte Zeichnungen gebracht wurden, bemalte Zeichnungen, von denen gefragt worden ist, ob sie nun ganz besonders okkultistisch sind. Sie sind natürlich okkultistisch in einer gewissen Weise, aber es ist außerordentlich schwer, zu den Leuten über diese Dinge zu reden, denn solche Dinge, die sind objektiv fixiertes Nierenleuchten, sie sind objektiv fixierter Ausharnungsprozeß. Dieser objektiv fixierte Ausharnungsprozeß wird, wenn er in abnormer Weise bei gewissen krankhaft angelegten Menschen zum Leuchteprozeß wird, wenn also eine gewisse Stockung der Harnabsonderung eintritt, also eine reine Stoffwechselkrankheit, dann beginnen die Nieren zu leuchten. Und wenn dann dieses besondere, nach innen gewendete Hellsehen eintritt, dann fangen die Leute an, wild zu zeichnen. Das wird immer schön, äußerlich im formalen Sinne immer schön. Die aufgetragenen Farben werden immer schön. Natürlich sind die Leute nicht zufrieden, wenn man ihnen sagt: Ja, du hast da etwas sehr Schönes gemalt, das ist nämlich deine abgestaute Harnabsonderung. – Ich kann Ihnen die Versicherung geben, daß abgestaute Harnabsonderung und verhaltene Geschlechtssehnsuchten, die ja auch in einer gewissen Weise in Unregelmäßigkeiten des Stoffwechsels münden, daß die einem entgegengehalten werden von besonders mystischen Naturen als tief mystische Zeichnungen und Malereien, und daß man in vielem, was in dieser Art in der Welt auftritt, Symptome sehen soll für gerade noch erträgliche Krankheitsabnormitäten der Menschen.

Sie sehen, anthroposophisch orientierte Geisteswissenschaft ist nicht in dem Sinne Mystik, wie viele Menschen das verstehen, denn sie gibt sich keinen Illusionen hin über solche Dinge, wie sie eben charakterisiert worden sind. Sie erforscht im Gegenteil gerade solche Dinge. Aber die Leute nehmen einem das übel. Sie nehmen mir schon übel, daß ich in den öffentlichen Vorträgen so weit gegangen bin, anzudeuten, daß zum Beispiel – wenn auch die Sachen nicht gezeichnet wurden, sondern poetisch sich auslebten –, die schöne Poesie der Mechthild von Magdeburg oder der heiligen Therese die Abbilder sind, also die Inspirationsreflexe sind von demjenigen, was Prozesse sind, die durch zurückgehaltene Sexualität entstehen. Natürlich ist es den Leuten dann nicht angenehm, wenn man ihnen eine Mechthild von Magdeburg oder eine heilige Therese schildert: Nun ja, das sind eben Persönlichkeiten mit einer starken Sexualität, die sie aber gerade deshalb, weil sie ihnen zu stark wurde, zurückgehalten haben; dadurch entstehen gewisse Stoffwechsel-Zirkulationsprozesse, auf diese hin finden Reaktionen statt, die so auftreten, daß sie dann fixiert werden in sehr schönen Dichtungen. Ja, das Phänomen, in einem höheren Sinne betrachtet, führt außerordentlich tief hinein in die Geheimnisse des Daseins. Aber man muß sich eben hinaufschwingen können zu einer solchen Auffassung. Und deshalb muß man schon auch etwas wenigstens ahnen von diesen eigentümlichen Prozessen, die als innere Prozesse aufleuchten, wenn äußerlich eurythmisiert wird, und namentlich dann, wenn dasjenige, was nun innerlich in die Dichtung hineingeheimnißt ist, wenn das eurythmisiert wird, so wie ich Ihnen das gestern gezeigt habe, wenn vorgelesen wird ein schönes Gedicht, danach eurythmisiert wird in entsprechender Weise, so wie wir es gestern gesehen haben, konsonantierend oder vokalisierend; dann kreuzt sich das eben noch mit dem andern, dann tritt hinzu zu dem, was da äußerlich in Bewegungen ausgeführt wird, auch beim Eurythmisierenden ein innerliches stummes Sprechen. Und wenn der Prozeß nun nicht ausgeschwült wird in schwülen Dichtungen, sondern wenn der Prozeß einfach so verläuft, daß er der Begleiter, [der] eurythmische Begleitprozeß ist von schönen Dichtungen, dann ist dasjenige, was im Menschen vorgeht, eben nicht ein solches Aufzeichnen von Mystischem, sondern es ist ein durchaus den Menschen gesundmachender Prozeß. So daß man sagen kann, wenn man eurythmisieren läßt geradeso, daß man immer den Patienten aufmerksam macht: Höre gut zu, bringe dir stark zum Bewußtsein den gehörten Laut, den gehörten Satzzusammenhang, nach dem du die Eurythmie machst –, dann wird man ihn aufsteigen lassen gerade zu den äußeren Bildungskräften, zu den objektiv intuitierenden Kräften. Und man wird gut tun, wenn man [auf] alles dasjenige [wirken will], was sich im Menschen findet als Rest von dem, was nicht mehr sich abgespielt hat zwischen Geburt und Tod, sondern was der Materialismus Vererbung nennt, wovon aber ein großer Teil eben aus dem präexistenten geistig-seelischen Leben mitgebracht ist, wenn man also wirken will auf dasjenige, was man angeborene Fehler, Defekte und so weiter nennen kann, dann wird man gut tun, insbesondere im jugendlichen Alter immer wieder und wiederum so durch die Eurythmie zu wirken, daß man den Eurythmisierenden immer wieder auffordert: Mache dir ganz klar dasjenige, was du im Äußeren hörst. – Dadurch werden ja auch vertrieben alle diejenigen Tendenzen, die das innerlich fixieren wollen, was etwa da entstehen will in so etwas wie das mystische Zeichnen oder mystische Dichten. Es wird ja gerade das angeschlossen an das äußere schöne Gedicht. Es ist der umgekehrte Prozeß. Ein richtiger Mystiker, der weiß, daß dasjenige, was der Mensch an Schönem reflektiert als gerade Abnormes, daß das immer eine bedenkliche Seite hat. Dagegen wenn dasjenige, was in der Außenwelt schön ist, innerlich erlebt wird, dann kann man nicht sagen, daß es sich einem besonders als großartig schönes Gebilde darstellt; im Gegenteil, es schematisiert sich, es wird abstrakt dadurch, aber abstrakt als Zeichnung, so wie eine Zeichnung abstrakt ist. Aber das ist gerade das Gesunde, das ist das

Erleben*. Und nicht wahr, es wäre ja dieser schöne historische Prozeß nicht hervorgetreten: aber wenn zum Beispiel die Mechthild von Magdeburg veranlaßt worden wäre, nach guten Gedichten zu eurythmisieren, dann wäre sie bewahrt geblieben vor ihrem ganzen mystischen Schicksal. Man kann natürlich, wenn man an diesen Punkt kommt, sagen: Da kommt man an einen Punkt, wo gewissermaßen das Gute und das Böse in einer gewissen Weise aufhört. Da kommt man in die amoralische Nietzsche-Sphäre, in das «Jenseits von Gut und Böse», und man kann ja natürlich nicht so philiströs sein, daß man sagt, es sollen alle Mechthilds von Magdeburg mit Stumpf und Stiel ausgetilgt werden. Aber auf der andern Seite können Sie schon sicher sein, daß wiederum von den übersinnlichen Welten aus gut gesorgt wird, daß, wenn auch der Mensch nicht gerade das wuchern läßt, daß dann eben trotzdem die entsprechenden Zusammenhänge mit der übersinnlichen Welt bleiben.

Nun möchte ich noch auf ein paar Dinge eingehen, die vielleicht doch noch einiges aufklären können, trotzdem ja unsere Zeit schon sehr vorgeschritten ist. Ich möchte da zunächst namentlich auf die Frage eingehen:

Könnten die therapeutischen Eurythmieübungen nicht durch rationelle Atemübungen unterstützt werden? Es braucht ja nicht gleich Hatha-Yoga zu sein.

Nun, dazu habe ich das Folgende zu bemerken: Rationelle Atemübungen zur Unterstützung der Eurythmieübungen, die sind für unsere Zeit bei der gegenwärtigen, und auch in der nun einmal eingeschlagenen Richtung immer weitergehenden Menschennatur nur in der folgenden Weise zu behandeln. Man wird nämlich bemerken, daß unter dem Einflusse namentlich des vokalisierenden Eurythmisierens von selbst eine Tendenz zur Änderung des Atmungsrhythmus entsteht. Das wird man bemerken. Und nun steht man eben vor der Unbequemlichkeit, daß man hier nicht schablonisieren soll, nicht irgend etwas im Allgemeinen sagen soll, sondern daß man dasjenige, was man tun soll, erst beobachten soll. Man soll sich im einzelnen individuellen Fall damit befassen, die Atmung eines Menschen, dem man nach sonstigem Befunde mit vokalisierendem Eurythmisieren heilend helfen will, diese Atmungsänderung zu beobachten, und dann soll

* Schlecht leserlich im Stenogramm, in der Umschrift von Helene Finckh «das Erwünschte».

man ihn darauf aufmerksam machen, daß er bewußt diese Tendenz nun fortsetzt. Denn wir sind nicht mehr Menschen, wie es die alten Orientalen waren, die den umgekehrten Weg gehen können, durch vorgeschriebenes Atmen den ganzen Menschen wiederum zu beeinflussen. Das ist etwas, was unter allen Umständen, wenn es so oder so vorgeschrieben wird, zu inneren Schocks führt, und was eigentlich vermieden werden sollte. Wir sollten, wir müssen eben lernen, dasjenige zu beobachten, was uns die Eurythmie lehrt, namentlich die vokalisierende Eurythmie lehrt über ihren eigenen Einfluß auf den Atmungsprozeß. Und dann können wir bewußt fortsetzen dasjenige, was im einzelnen Falle eurythmisch auftritt. Sie werden da nämlich durchaus sehen, daß dieser Prozeß, dieser Atmungsprozeß in einer gewissen Weise individuell, das heißt, verschieden für die verschiedenen Menschen eben fortgesetzt wird.

Nun, das, meine verehrten Freunde, sind ungefähr diejenigen Dinge, die sich noch beantworten lassen. Es ist keine rechte Möglichkeit vorhanden, auf einiges, was ja allerdings noch steckengeblieben ist, einzugehen wegen der Kürze der Zeit. Am Schlusse möchte ich Ihnen nur mit ein paar Worten sagen, meine lieben Freunde, daß Sie sich darauf gefaßt machen müssen, daß von Ihren medizinischen Kollegen in der Welt nicht minder der Kampf ausgehen wird, sobald sie in einer starken Weise gewahr werden, daß sich da irgend etwas von unserer Art geltend macht, und daß Sie schon brauchen die Überzeugungs-Durchschlagskraft, welche wird dasjenige, was Ihnen entgegentreten wird, ablähmen können. Es darf einen natürlich niemals dasjenige, was sich da entgegensetzt, dazu veranlassen, die Dinge zu unterlassen, aber wir dürfen uns auch über all diejenigen Kräfte, die wir als antagonistische aufrufen, eben durchaus keinen Illusionen hingeben.

Auch am Ende dieses Kursus wiederum möchte ich sagen, daß es durchaus von mir überall eingehalten wird, daß ich, um die Bewegung so, wie sie jetzt inauguriert werden soll auf dem medizinischen Felde, möglich zu machen, daß ich selber mich Patienten gegenüber nicht unmittelbar in Heilungsprozesse einmischen werde, sondern nur besprechend, diskutierend, ratend mit Ärzten selber, so daß Sie ja immer in der Lage sein können, zurückzuweisen dasjenige, was etwa darauf hinginge, daß ich selber in irgendeiner Weise in das Kurieren eingreifen wollte in unberechtigter

Art. Das ist dasjenige, was ich schon am Schlusse des letzten Kursus gesagt habe. Es wird einen ja auch das, namentlich – das kann schon nicht verschwiegen werden – von anthroposophischer Seite, außerordentlich schwer gemacht, weil die Menschen natürlich mit allen möglichen Zumutungen nach dieser Richtung kommen. Es ist ja durchaus auch das der Fall, daß in Anthroposophen auch die Tendenz liegt, nicht etwa über den Egoismus hinauszukommen, sondern manchmal noch egoistischer zu werden, als die normalen Menschen sind, und dann wird es einem gegebenenfalls wirklich ganz gleichgültig, höchst gleichgültig, was das Heil der Bewegung ist, daß das Heil der Bewegung darauf beruht, daß nicht im einzelnen Fall dasjenige ausgeführt werden soll, was die Außenwelt eben als «Kurpfuscherei» bezeichnet, sondern daß der Gesundungsprozeß der ganzen Medizin vor sich gehen soll, und daß der nicht gestört werden soll durch dasjenige, was der einzelne vielleicht manchmal aus seinen persönlichen Aspirationen heraus eben für Anforderungen stellt. Es wird einem das sehr schwer, aber es muß in dieser Richtung durchgeführt werden, denn wir werden nur dann gerade auf diesem Gebiete durchkommen können, wenn wir der Außenwelt entgegenhalten können – was auch sonst in unserer anthroposophischen Bewegung der Fall ist, insofern sie mit Verständnis getrieben wird, nicht verballhornt wird von den Unverständigen –, wir müssen in der Lage sein, einfach dadurch, daß wir wissen, was in der anthroposophischen Bewegung vorgeht, zu sagen: Das, was da gesagt wird, ist ganz gewiß eine Lüge, ist ganz gewiß erfunden. – Das müssen wir in gewissen Fällen eben einfach immer sagen können. Das können wir aber sagen, wenn wir innerlich in all dasjenige, ich möchte sagen, eingeweiht sind, was in solchen Dingen besteht, auf die ich hier aufmerksam gemacht habe, daß ich nicht in Heilungsprozesse direkt eingreife, sondern daß zum Heilen gegenüber den Patienten eben diejenigen da sind, die als Ärzte innerhalb unserer anthroposophischen Bewegung funktionieren.

Indem ich das noch sagen mußte, möchte ich nichts anderes mehr hinzufügen als das, meine lieben Freunde, daß gerade in Ihnen diese Anregungen, die ja gerade bei diesem Kurse oftmals nur in Andeutungen steckenbleiben mußten wegen der kurzen Zeit, daß diese Anregungen in Ihnen sich weiter verarbeiten mögen, und daß sie wirksam werden in der entsprechenden Weise zum Heile der Menschheit. Wir werden hoffentlich

Gelegenheit haben, dasjenige, was wir jetzt zweimal begonnen haben, auf irgendeine Art weiterzuführen, und wollen uns wenigstens bemühen, es in irgendeiner Art weiterzuführen. Mit diesem Wunsche schließe ich diese Betrachtungen ab, meine lieben Freunde, und ich hoffe, daß nach all diesen Richtungen hin unsere Taten unseren Wünschen entsprechen mögen. Es war ein sehr befriedigendes Gefühl, Sie hier zu sehen. Es wird ein befriedigendes Gefühl sein, zurückzudenken an die Tage, die Sie hier gerade zur Bereicherung der medizinischen Wissenschaft haben verbringen wollen, und die Gedanken, die uns zusammenhalten sollen, werden Sie auf den Wegen begleiten, meine lieben Freunde, auf denen Sie wandeln werden, um dasjenige in die Tat umzusetzen, was wir hier versuchten, in Gedanken zunächst anzuregen.

VORTRAG
IM RAHMEN DER «MEDIZINISCHEN WOCHE»

Stuttgart, 28. Oktober 1922

Es ist gewünscht worden, daß ich noch einiges in bezug auf unsere Heileurythmie sage. Im Grunde genommen ist das empirische Material für diese Heileurythmie ja von mir beim letzten Ärztekurs in Dornach entwickelt worden, dargestellt worden, und es ist kaum notwendig, über das dazumal Gegebene hinauszugehen. Denn wenn es in entsprechender Weise verwertet wird, dann kann es ja wirklich sehr weittragende Bedeutung haben. Ich möchte heute vielmehr zu Ihnen sprechen über den ganzen Sinn und die Bedeutung der Heileurythmie.

Nicht wahr, sie gliedert sich ja in einer gewissen Weise heraus aus einer rein künstlerischen Sache, die sich auch zuerst als künstlerische Sache entwickelt hat, und in gewisser Beziehung muß sogar die künstlerische Eurythmie eine Art Grundlage abgeben für das richtige Verständnis der Heileurythmie. Nun werde ich vielleicht am klarsten sprechen, wenn ich zunächst einmal versuche, den Unterschied zwischen der künstlerischen Eurythmie und der Heileurythmie anzugeben. Eurythmie im allgemeinen beruht darauf, daß man dasjenige, was im menschlichen Organismus vor sich geht beim Sprechen, nach einer gewissen Seite hin metamorphosieren kann. Daher ist Eurythmie zunächst künstlerisch wirklich eine Art sichtbare Sprache. Wir müssen uns nämlich klar sein, daß beim menschlichen Sprechen zwei Komponenten zusammenwirken. Die eine Komponente geht aus von einer gewissen Benützung des plastischen Apparates – ich darf von diesem plastischen Apparate im Menschen sprechen nach den vorangehenden Vorträgen –, von einer weiter nach innen gelagerten Schicht, möchte ich sagen, des Nervensystems. Da spielt das Vorstellungsmäßige hinein. Im wesentlichen setzt sich der Vorstellungsapparat im Sprechapparate allerdings in einer etwas komplizierten Weise bis in den Bau des Nervensystems fort, und das ergibt dann eben in der weiteren Ausstrahlung, möchte ich sagen, die eine Komponente, die im Sprechen wirkt. Die andere Komponente kommt eigentlich aus dem Stoffwechselorganismus des Menschen herauf. Und wir haben in einer gewissen Weise ein Sich-Begegnen von einer Dynamik, die aus dem Stoffwechselsystem des Menschen kommt, und einer Dynamik, welche aus dem Nerven-Sinnessystem des Menschen kommt. Die beiden treffen sich so, daß das Stoffwechselsystem sich zunächst metamorphosiert in den Zirkulationsvorgängen, und das Vorstellungsgemäße, das aus dem Nerven-Sinnessystem kommt, sich metamorphosiert im Atmungssystem. Im Atmungssystem und Zirkulationssystem stoßen dann die beiden dynamischen Systeme zusammen, und indem das Ganze mit Hilfe des Sprachorganismus auf die Luft übertragen wird, ist auch der astralische menschliche Organismus imstande, sich hineinzuergießen in dasjenige, was da als Luftbewegungen erzeugt wird. Und die Sprache kommt zustande, wenn wir gewissermaßen die äußerste Peripherie des menschlichen Organismus betrachten, durch eine Verkörperung des Vorstellungsgemäßen auf der einen Seite und des Stoffwechselgemäßen auf der andern Seite, was eigentlich, seelisch ausgedrückt, das Willensgemäße ist. Wir haben also alles dasjenige, was seelisch seinen Ausdruck im Willen, körperlich seinen Ausdruck im Stoffwechselsystem findet, insofern das Nervensystem am Willen beteiligt ist: es ist ja beteiligt, insofern Stoffwechsel im Nervensystem stattfindet, nicht als Nerven-Sinnesfunktion. Also das Willensmäßige, das seinen körperlichen Ausdruck findet im Stoffwechselsystem, und das Vorstellungsgemäße, das seinen körperlichen Ausdruck findet, ich möchte sagen, in einer Sektion, in einer Schicht des Nerven-Sinnesmäßigen, die gliedern sich gewissermaßen zu einer Resultierenden zusammen. Sie finden dann den physischen Ausdruck in dem, was als die gewöhnliche Lautsprache oder der Gesang zum Ausdruck kommt. Beim Gesang ist es etwas anderes, aber es ist ja etwas ähnliches. Nun handelt es sich bei der Eurythmie darum, daß man ausschaltet das eigentlich Vorstellungsmäßige in möglichst hohem Grade, und zur Wirksamkeit bringt das Willensmäßige. Dadurch metamorphosiert sich die gewöhnliche Lautsprache in Bewegungen des gesamten menschlichen Organismus, so daß man die eine Komponente, das Willensgemäße beziehungsweise das Stoffwechselgemäße verstärkt, das Vorstellungsgemäße beziehungsweise das Nerven-Sinnesgemäße abschwächt und dadurch die Eurythmie herausbekommt. Dadurch ist man in der Lage, wirklich für die einzelnen Laute, seien sie Vokale, seien sie Konsonanten, Korrelate in menschlichen Bewegungen zu schaffen. Und geradeso wie eine gewisse Luftformung und Luftbewegung einem A oder L entspricht, kann eine äußerlich sichtbare Bewegungsform entsprechen einem A oder L. Es liegt da eine durch sinnlich-übersinnliches Schauen aus dem menschlichen Organismus herausgeholte Bewegung, Bewegungsstruktur möchte ich sagen, vor, die wirklich mit derselben Gesetzmäßigkeit aus dem menschlichen Organismus folgt wie die Lautsprache, nur eine Metamorphose der Lautsprache ist, die eben mehr nach dem Willensmäßigen hin orientiert ist. So daß man also das ganze Alphabet zusammensetzen kann auch durch diese Sprache; so daß man alles Sprachliche durch diese Eurythmie zum Ausdruck bringen kann. Wenn nun künstlerisch Eurythmie ausgeführt wird, dann wendet sich die menschliche Aufmerksamkeit und damit alle Vorgänge im menschlichen physischen, ätherischen und astralischen Organismus, welche die Träger der Aufmerksamkeit sind, zu dem entsprechenden Laut beziehungsweise der Wortgestaltung oder der künstlerischen Satzgestaltung, der metrischen Gestaltung, poetischen Gestaltung und so weiter. Der Mensch ist gewissermaßen, wenn er künstlerisch-eurythmisch tätig ist, ganz hingegeben an dasjenige, was an künstlerischer Gestaltung des Lautlichen möglich ist. Da man ja selbstverständlich bei der künstlerischen Eurythmie folgt jener Gestaltung, welche auch die Sprache hat, so ist der Mensch, indem er künstlerisch-eurythmisch tätig ist, an die Außenwelt hingegeben. Und wie man ja auch im Worte an einem A nicht hält, an einem L nicht hält, sondern die Dinge vorübergehen, so haben wir es bei dieser künstlerischen Eurythmie zu tun mit etwas, was durchaus innerhalb des normal funktionierenden menschlichen Organismus sich abspielen kann. Es tritt also für den menschlichen Organismus keine andere physiologische Folge durch die gewöhnliche künstlerische Eurythmie ein als diejenige, daß in einer energischen Weise schon durch die gewöhnliche künstlerische Eurythmie die innere Harmonisierung der menschlichen Funktionen hervorgerufen wird, der Funktionen, insofern sie eine Totalität bilden im menschlichen Organismus.

Man kann daher sagen: Wenn in der richtigen Weise Einhalt getan wird einem Übertreiben in eurythmisch-künstlerischer Tätigkeit, so ist auch diese eurythmisch-künstlerische Tätigkeit ganz allgemein gesundend. Aber wie alles, was gesundend sein kann, krankmachend sein kann, wenn es übertrieben wird, kann auch die Eurythmie als künstlerische Tätigkeit übertrieben werden. Der Professor Benedikt, der berühmte Kriminalpsychologe, hat, weil er die Antialkoholbewegung nicht leiden konnte, immer wieder und wieder betont, daß viel mehr Leute durch das Wasser sterben als durch den Alkohol. Das müssen die Statistiken auch zugeben, weil zu starker, nicht richtiger Wassergenuß zu zahlreichen Krankheitserscheinungen führt. So kann Eurythmie natürlich in dem Maße, in dem sie getrieben werden soll – künstlerisch wird das ja ohnedies einen gewissen Befriedigungs- oder Unbefriedigungszustand im menschlichen Organismus ergeben –, im allgemeinen nur gesundend sein.

Was nun die Heileurythmie betrifft, so ist gewissermaßen dasjenige, was bei der künstlerischen Eurythmie in der Hingabe lebt an Lautgestaltung, Wortgestaltung, Satzgestaltung, nach innen reflektiert. Es ist schon dadurch nach innen reflektiert, daß bei der Heileurythmie, sagen wir, ein Laut A oftmals hintereinander wiederholt werden muß. Dadurch geschieht etwas ganz anderes, als wenn ich vom Laut A übergehe zu einem I oder dergleichen in künstlerischer Darstellung. Nun handelt es sich darum, hineinzuschauen in den eigentlichen Heilprozeß, der bei der Eurythmie stattfinden kann. Da möchte ich nicht vermeiden, eine gewisse Besorgnis auszusprechen, die eigentlich naheliegt gegenüber solchen Dingen. Solcher Dinge bemächtigen sich sehr leicht Laien und Dilettanten. Ich habe aber vom Anfange an betont, daß Heileurythmie eigentlich ausgeübt werden soll vom Arzte oder der Ärztin selbst, oder wenigstens im innigsten Einklang mit dem Arzte nur vollzogen werden darf. Das aus dem Grunde, weil auch solche Ausläufer, möchte ich sagen, desjenigen, was Geisteswissenschaft in bezug auf Medizin will, weil auch solche Ausläufer so betrachtet werden müssen wie die ganze Stellung der Geisteswissenschaft zur Medizin.

Es ist wirklich so, daß Geisteswissenschaft nicht arbeitet auf medizinischem Gebiete nach so etwas hin, wie es mir einmal begegnet ist vor zwanzig Jahren. Da waren auch anwesend bei anthroposophischen Versammlungen, ja, Naturheilärzte nannten sie sich, und da wurde mir einmal eine Abhandlung übergeben, in der stand eigentlich nur in verschiedenen Wiederholungen dieses: Alle Heilung beruht darauf, daß man das im Organismus Unharmonische wiederum harmonisiert. – Auf sechs Seiten wurde dieser Satz in der mannigfaltigsten Weise variiert, daß man das Unharmonische harmonisieren soll. Es ist gegen diesen Satz nicht das geringste einzuwenden, es handelt sich nur darum, daß man es im einzelnen Fall, ganz im Speziellen kann. Und da wird es dann unangenehm für Menschen, die eine solche Gesinnung haben, wie sie sich im Schlußsatze aussprach: Alles dasjenige, was jetzt geschrieben worden ist, das zeigt, daß man die ungeheuer komplizierte Medizin verlassen kann und daß man sich beschränkt auf das Harmonisieren des Unharmonischen, und das wäre – so stand es wörtlich da – von «berauschender Einfachheit». – So etwas von der berauschenden Einfachheit kann ich Ihnen nicht bieten. Sondern es ist schon so, daß durch die Geisteswissenschaft die Medizin nicht zu einer solchen berauschenden Einfachheit hingetrieben werden soll, sondern eigentlich zu einer größeren Komplikation, wie Sie schon aus Verschiedenem entnommen haben werden. So daß Sie nun nicht weniger zu lernen haben werden durch die Geisteswissenschaft, sondern mehr zu lernen haben werden, aber mit dem Wenigerlernen wird es durchaus etwas hapern, wenn auch alle Dinge übersichtlicher und überschaubarer werden und das Lernen interessanter wird dadurch. Wer darauf reflektiert, daß das Heilen bequemer gemacht werden soll durch die Geisteswissenschaft, der wird schon aus den Auseinandersetzungen, die ich hier gepflogen habe, gesehen haben, daß das nicht der Fall ist.

Und, ich möchte sagen, so ist es auch bei dem, was Heileurythmie ist. Es ist durchaus so, daß eigentlich Heileurythmie ohne eine gesunde Diagnose nicht angewendet werden sollte, daß es sich durchaus darum handelt, daß sie nur im Einklang mit der fachmännischen ärztlichen Wissenschaft ausgeübt werden sollte. Denn man hat es eigentlich zu tun mit der Anwendung einer ungeheuer feinen Kenntnis des menschlichen Organismus.

Dadurch, daß zusammenstoßen im menschlichen Organismus, schon bei der gewöhnlichen Sprache, die Stoffwechseltätigkeit und die plastische Tätigkeit aus dem Nerven-Sinnessystem, dieses Zusammenstoßen in der Resultierenden sich aber entlädt in der Luftbewegung, die verhältnismäßig von der menschlichen Organisation sich in Abgesondertheit vollzieht, so daß die Sprache sich loslöst vom Organismus, wird alles dasjenige, was von der Heileurythmie ausgestaltet wird, zurückgeschlagen in den Organismus, und man hat es mit folgendem zu tun: Denken Sie sich, Sie setzen zum Beispiel eine A-Bewegung mit einer L-Bewegung zusammen. Also erstens lassen Sie die Bewegungen wiederholen, damit sich nicht die Sache nach außen entlädt, sondern die Wiederholung sich ergießt in innere Vorgänge des menschlichen Organismus. Sie haben aber immer, indem Sie das Vokalische oder das Konsonantische, sagen wir, in der A-Bewegung oder L-Bewegung zusammenwirken lassen, Sie haben immer dadurch den menschlichen Organismus in ein Funktionieren gebracht, welches ein Zusammenwirken bedeutet des Stoffwechselmenschen und des Nerven-Sinnesmenschen. Gewiß, es ist die Tätigkeit des Nerven-Sinnessystems in der Eurythmie überhaupt abgeschwächt, aber auch in diesem besonderen Verhältnis der beiden Komponenten, in der abgeschwächten Nerven-Sinnestätigkeit mit der verstärkten Stoffwechseltätigkeit, die durch die eurythmische Bewegung zustande kommen, auch in dieser Weise wirken doch die beiden Komponenten zusammen. Und man hat einfach, indem man zum Beispiel eine L-Bewegung machen läßt in Wiederholungen, ein Heranschlagen des Stoffwechselmenschen an den Nerven-Sinnesmenschen, wenn man die L-Bewegung assoziiert mit einer A-Form. So daß man also sagen kann: In diesem Erregen von notwendigen Formen oder Bewegungen liegt ein Mitnehmen des gesamten Funktionierens des menschlichen Organismus. Wenn Sie zum Beispiel eine konsonantische Bewegung ausführen lassen, so wirkt die konsonantische Bewegung zunächst so, daß sie im wesentlichen ihre ganze Kraft ablädt, ihre innere Dynamik ablädt auf den Einatmungsvorgang, so daß Sie dadurch den ganzen Einatmungsvorgang eigentlich in die Hand bekommen. Je nach dem Konsonanten, den Sie erregen, bekommen Sie den Einatmungsvorgang in die Hand. Sie verstärken den Einatmungsvorgang durch jede konsonantische Betätigung.

Nun wissen Sie ja vielleicht aus dem, was aus der Heileurythmie schon mitgeteilt worden ist, wie Bewegungen dann etwas modifiziert werden für die Heileurythmie, die sonst in der künstlerischen Eurythmie zum Ausdruck kommen. Und so kann man sagen: Führt man eine A- oder L-Bewegung aus, sie ist immer verbunden mit einer Verstärkung oder Abschwächung des Stoßes, der in der Einatmung ausgeführt wird. Nun müssen Sie bedenken, daß die Einatmung dabei in ihrer Totalität genommen werden muß. Wir haben ja doch, wenn wir die Einatmung betrachten, zunächst den Einatmungsweg zu verfolgen in seiner Ausbreitung zunächst im mittleren Teile des menschlichen Organismus, dann aber durch den Medialkanal, Rückenmarkskanal in das Gehirn hinein, und die Gehirntätigkeit ist ja im wesentlichen ein Zusammenklingen der in das Gehirn hinein verfeinerten Atmungstätigkeit mit der Nerven-Sinnestätigkeit. Es gibt keine Gehirntätigkeit, die für sich betrachtet werden kann, sondern es ist immer eine Resultierende da aus der eigentlichen Nerven-Sinnestätigkeit und aus der Atmungstätigkeit. Alle Gehirnvorgänge müssen auch so studiert werden, daß die Atmungstätigkeit dabei in Betracht gezogen wird. Nun haben Sie es durch die Erregung gewisser Konsonanten, der verschiedenen Konsonanten, tatsächlich in der Hand, in einer ganz eklatanten Weise zu beeinflussen, auf dem Umwege durch die Atmung, die plastische Tätigkeit des Menschen, die plastizierende Tätigkeit des Menschen. Sie brauchen zum Beispiel aus einem gewissen künstlerischen Erfassen des menschlichen Organismus heraus bloß zu wissen, sagen wir, bei einem Kinde, das eben die zweiten Zähne bekommt, die oberen Zähne: wie werden sie denn aus der plastischen Tätigkeit, die von oben nach unten geht, gebildet? Sie werden so gebildet, daß bei den oberen Zähnen vorzugsweise die plastische Tätigkeit von vorne nach rückwärts wirkt. Wie werden die unteren Zähne gebildet? Bei den Zähnen des Unterkiefers wirkt die plastische Tätigkeit von rückwärts nach vorne; so daß eigentlich, wenn ich schematisch ausdrücken will die Tätigkeit, die beim Zähnekriegen ausgeübt wird, es diese ist: Die oberen Zähne werden von vorne nach hinten gebildet, und es werden also die hinteren Flächen gebildet, die vorderen werden abgesetzt. Die unteren Zähne werden von rückwärts nach vorne gebildet. So wirken die Kräfte zusammen.

Wenn Sie nun bemerken, das Kind hat Schwierigkeiten mit dem Zahnen, so können Sie das Zahnen in der oberen Kinnlade einfach dadurch unterstützen, indem Sie zum Beispiel eine A-Bewegung machen lassen;

das Zahnen in der unteren Kinnlade können Sie unterstützen, indem Sie eine O-Bewegung machen lassen. Sie bekommen tatsächlich die plastizierenden Kräfte durch gewisse Einwirkungen in die Hand. Sie müssen aber, um überhaupt dieser plastizierenden Tätigkeit Nahrung zu geben, sozusagen das Hauptaugenmerk darauf legen, zunächst den Einatmungsstoß zu unterstützen, müssen also zu der plastizierenden Tätigkeit, die von der A- und O-Bewegung auf diese Weise ausgeführt wird, hinzufügen dasjenige, was Ihnen ja nun folgt aus der gesamten Konstitution des Menschen. Sagen wir, Sie haben einen Menschen, der eine schwache Peristaltik hat, der neigt zu leisen Verstopfungen. In der Lebensepoche, wo das Zahnen stattfindet, hängt auch die Darmtätigkeit durchaus zusammen mit der Zahnbildung, und man muß das Augenmerk darauf richten, wo bei Unregelmäßigkeiten im Zahnen die Ursprünge liegen. Kommen Sie dem Atemstoß zu Hilfe, der durch den Rückenmarkskanal in das Gehirn geht, und von da aus jene plastischen Kräfte erst fördert, die man durch die Vokalbewegungen in die Hand bekommt, dann können Sie das tun, wenn Sie gerade diesen Fall vor sich haben, indem Sie das Kind eine L-Bewegung ausführen lassen. Es ergibt sich, wenn Sie einfach die Heileurythmie studieren, aus der Diagnose, wie Sie sie anwenden sollen. Ohne Diagnose sollte man sie eigentlich nicht anwenden, weil man unter Umständen das ganz Verkehrte machen kann. Aber es ist das wirklich so, daß man sich, ich möchte sagen, ein Gefühl erwecken muß für das Künstlerische in der Dynamik des ganzen Menschen. Man muß einen intuitiven Blick sich erwerben für das Künstlerische. Nehmen wir zum Beispiel an, das Kind zeigt in der Zeit, in der es eben beginnt zu zahnen, Schwierigkeiten; es zeigt Unpäßlichkeiten oder dergleichen, die nicht da sein sollten. Man findet nun, daß da unregelmäßige, nicht genügende Darmbewegungen stattfinden. Nun kommt man mit L-Bewegungen, bereitet vor. Nachdem man eine Zeitlang diese L-Bewegungen gemacht hat, kommt man entgegen demjenigen, was man nach dem plastizierenden Zentrum hingeleitet hat, indem man A- oder O-Bewegungen ausführen läßt. Denn die vokalischen Bewegungen wirken auf die Ausatmung. Und zwar beginnen die Vokale zu wirken schon im Gehirn. Der Atemstrom arbeitet im Gehirn. Und alles dasjenige, was im umfassenden, im totalen Sinn mit der

Einatmung zusammenhängt, drückt sich im Konsonantischen aus. Das kann unterstützt, gefördert werden durch konsonantisches Eurythmisieren. Alles dasjenige, was mit der Ausatmung zusammenhängt, kann unterstützt werden durch vokalisches Eurythmisieren. Aber da arbeitet unmittelbar, indem Sie vokalisch eurythmisieren lassen – die Wiederholungen, die stattfinden müssen in dem Laute, müssen Sie abschätzen, je nachdem die Anwendung der Kraft notwendig ist –, da arbeitet unmittelbar das plastizierende Element mit dem ausstrahlenden Element zusammen. Sagen wir zum Beispiel, Sie haben es zu tun mit irgendeiner Nierenaffektion, da können Sie sich sagen, die Nierenaffektion ist in einem gewissen Stadium, sagen wir in einem frühen Stadium. In dem Augenblick, wo ich gewisse Bewegungen machen lasse, zum Beispiel A*-Bewegungen, fördere ich die Nierenaffektion in einem frühen Stadium. Ist aber die Nierenaffektion schon lange da und hat das mangelnde Funktionieren bereits zu einer Deformation geführt, so muß ich erst vorbereiten mit dem konsonantischen Eurythmisieren und dann das vokalische Eurythmisieren nachfolgen lassen, damit ich durch das Vokalische auf die Formierung wirken kann gegenüber der Deformierung, die eingetreten ist. Kurz, so wenig theoretisch als möglich muß man das machen, sondern ganz aus der Erkenntnis des menschlichen Organismus im gesunden und kranken Zustande das herausfinden, was ich in den Regeln angegeben habe, die ich damals in Dornach dargelegt habe, und die Ihnen übertragen sind.

Nun, handelt es sich zum Beispiel darum, daß eine unterdrückte Herz-Lungenfunktion da ist, die dann auf die Nieren nur hinüberwirkt, dann kommt man sehr weit, wenn man B- oder P-Bewegungen ausführen läßt, namentlich in den Anfangsstadien. Sie können daraus ersehen, daß man wirklich das ganze Funktionieren eigentlich in der Hand hat dabei, und daß alles davon abhängt, daß man versteht, wie in jedem einzelnen menschlichen Organ eine Art zentrifugale Dynamik vorhanden ist, die plastisch gerundet wird durch eine von außen nach innen wirkende, also nicht ganz zentripetal, aber ähnlich wie zentripetal zu nennende Dynamik, die in jedes menschliche Organ hineinwirkt. Man wird überhaupt erst in die Lage kommen, richtige Physiologie zu trei-

* In einer andern Nachschrift ist hier S statt A angegeben.

ben, wenn man jedes einzelne menschliche Organ in seiner Polarität wird betrachten können. Denn es sind diese Polaritäten darinnen, eine zentrifugale und zentripetale Dynamik in jedem menschlichen Organ. Und da spielt ja eine große Rolle für alles, was plastizierend ist, die Verteilung, die Differenzierung der Wärmeverhältnisse im menschlichen Organismus und die Organisierung der Luftverhältnisse. Für alles dasjenige, was zentrifugal ist, ausstrahlend ist, spielt eine große Rolle alles dasjenige, was erstens im menschlichen Organismus aus der Eigendynamik der Substanzen der Welt kommt, und dasjenige, was in der Überwindung der Eigenvitalität der äußeren Wesenheit im menschlichen Organismus entwickelt wird. Diese beiden Dynamiken, die müssen durchaus gegenseitig reguliert werden, und man kann hoffen, daß sich Heileurythmiker ausbilden, welche geradezu ein feines Gefühl entwikkeln werden für dasjenige, was im einzelnen Falle geschehen kann. Es wird natürlich gerade da auf eine künstlerische Seelenverfassung außerordentlich viel ankommen.

Nun, wenn Sie dabei noch bedenken, daß das ganze System des Heileurythmischen noch unterstützt werden kann durch das eigentlich Therapeutische, so hat man zwei Faktoren, die zusammenwirken. Man kann sich sagen, irgend etwas wirkt in dieser oder jener Weise besonders aufs Herz, und Sie unterstützen das noch besonders durch eine heileurythmische Übung: dann fördern sich diese beiden Dinge gegenseitig, und es ist das etwas, was wirklich ganz große Aussichten eröffnet, was eine außerordentlich große Zukunft haben kann. Denken Sie sich doch nur einmal, was es schon in mancher Beziehung für eine Wirkung gehabt hat, daß massiert wird. Aber dieses äußerliche Herumkrabbeln an dem Menschen, das ist nämlich – ich will gar nichts dagegen sagen, ich kritisiere es nicht ab, erkenne es in seiner Bedeutung an –, aber das ist doch ein sehr Unbedeutendes gegen jene Massage, die Sie anwenden, wenn Sie einfach durch die heileurythmischen Faktoren zum innerlichen Andersbewegen bringen die ganzen Organsysteme, die da zusammenwirken. Es ist das ja ein innerlichstes Durchkneten des ganzen Organismus, was verbunden ist mit einer Wirkung im ätherischen, im astralischen, im Ich-Organismus. So daß man sagen kann: Dasjenige, was man als richtig anerkennen kann für die Massage, das wird da in unendlich starker

Weise verinnerlicht durch diese Heileurythmie. – Und man wird tatsächlich auch über die heilgemäßen Folgen des Turnens erst einen Aufschluß gewinnen können, wenn man auf die Ähnlichkeit hinschaut, welche die Freiübungen mit eurythmischen Übungen haben. Denn dasjenige, was beim Turnen heilsam ist, ist nur ein sekundäres Analogon zu dem, was heileurythmisch seine Bedeutung hat. Ich habe damals in Dornach gesagt: Wenn man E-Bewegungen in rhythmischer Folge ausführen läßt in einer gewissen Weise, wie es dazumal vorgeführt worden ist, so kann man außerordentlich viel tun, um schwächlich aussehenden Kindern, solchen Kindern, welche in schwächlicher Weise ihre Körperfunktionen ausführen, zur Gesundheit zu verhelfen, zum wünschenswerten Stärkerwerden zu verhelfen; nur ist auch bei solchen Dingen durchaus notwendig, daß man eben den ganzen Menschen berücksichtigt. Es kommt doch immer wieder und wiederum vor, daß das zu wenig geschieht, daß der ganze Mensch berücksichtigt wird. Ich weiß, daß ich Ihnen damit eine Trivialität sage, weil Sie sagen werden: Das wissen wir ja. – Gewiß, aber in der Praxis kommt es doch immer wieder vor, daß es nicht berücksichtigt wird. Wie oft sagt einem jemand: Dieser Mensch hat ein unregelmäßig funktionierendes Herz; da muß man abhelfen. – Ja, aber bei Berücksichtigung des totalen Menschen muß man sagen: Gott sei Dank, daß der ein solches Herz hat, denn ein normales verträgt sein Organismus nicht. Gerade wie man zum Beispiel unter Umständen bei jemandem, der sich in einem bestimmten Fall das Nasenbein gebrochen hat, sagen muß, daß der von einem günstigen Schicksal betroffen worden ist, denn atmete er die Luft in vollständig ausgebildeten Kanälen ein, so wäre das für seinen Organismus zu viel Luft, die er zu verarbeiten hat. Es ist überall zu berücksichtigen in der sorgfältigsten Weise, was in der Gesamtorganisation begründet ist.

Wenn man in einer gewissen Weise die I-Bewegungen ausführen läßt, dann wirken diese I-Bewegungen namentlich harmonisierend auf das Assoziieren der linken und rechten Seite des menschlichen Organismus. Man kann bei allen Asymmetrien, die im menschlichen Organismus auftreten, durch die I-Bewegungen helfen. Sogar bei Schielen kann man durch I-Bewegungen, die man vorsichtig anwendet, sehr gute heileurythmische Erfolge erzielen. Nur würde ich dann raten, beim Schielen nicht so vorzugehen, wie wenn zum Beispiel jemand asymmetrisch geht oder zu stark asymmetrisch den rechten und linken Arm benützen kann. Ich würde für das Schielen nicht die gewöhnlichen I-Bewegungen, sondern I-Bewegungen mit dem Zeigefinger nur ausführen und möglichst oft im Tag wiederholen lassen. Im wachstumsfähigen Alter kann das einen guten Erfolg haben, insbesondere dann, wenn man diese I-Bewegungen auch noch ausführen läßt mit der großen Zehe. Und den größten Erfolg wird man erzielen, wenn man den Patienten dazu haben kann, sie mit der kleinen Zehe auszuführen. Gerade für Asymmetrien, die auf das Sehen sich beziehen, werden auch diese an der Peripherie verlaufenden eurythmischen Übungen von einem ganz guten Erfolg sein. Dagegen wird umgekehrt, wenn es sich darum handelt, irgendwelche Ungeschicklichkeiten im Gehen auszugleichen, es sogar von gutem Erfolg sein können, wenn Sie den Betreffenden – aber natürlich ohne daß es ihm schadet – I-Bewegungen mit dem Auge ausführen lassen, so daß Sie mit der Sehlinie, mit der Visierlinie I-Bewegungen ausführen lassen. Es ist da so, daß man wirklich eine Art Gesetz aufstellen kann: Für alles dasjenige, was im unteren Menschen abnorm ist, wirkt normalisierend dasjenige, was im oberen Menschen als Ausgleich geschaffen wird, und umgekehrt.

Wenn Sie Steh-Unsicherheiten haben, die ja wiederum in der verschiedensten Weise bewirkt werden können, dann sind die U-Formen von besonderer Wichtigkeit, wobei Sie aber dann sehen müssen, daß die U-Form vollständig zustande kommt, so daß wirklich ein Aneinanderlegen stattfindet der betreffenden Glieder; ein wirkliches Aneinanderlegen, daß das eine Glied das andere spürt, das ist von besonderer Wichtigkeit. Dann ist ja die U-Form erst vollständig. Das braucht bei der künstlerischen Eurythmie nur angedeutet zu werden; bei der Heileurythmie muß aber ausgeführt werden, daß das eine Glied an dem andern anliegt, so daß, wenn es entsprechend ausgeführt wird, das sogenannte Strammstehen zustande kommt, wobei die Beine aneinandergedrückt werden. Das ist eine außerordentlich heileurythmische Übung für Leute, welche etwas Zuckungen im Kopfe haben.

Wenn es angemessen ist, daß man namentlich dickliche Kinder heileurythmisch behandelt, so sind die O-Formen dafür ganz besonders passend. Aber alle diese Formen, die heileurythmischen Erfolg haben sollen, müssen verbunden sein mit einem deutlichen Spüren des betreffenden Muskelsystems. Wenn Sie die O-Form einfach so machen, wie es viele Eurythmisten machen, so kann das ja genügen für die äußerliche Andeutung; aber heileurythmischen Erfolg hat es erst, wenn Sie tatsächlich beim Ausführen der Übung die Muskeln durch den ganzen Arm hindurch spüren. Die lose, schlenkerische Form hat nicht die Wirkung, sondern das Spüren des ganzen Muskelsystems bis in die Einzelheiten hinein, das hat erst die entsprechende heileurythmische Wirkung. Besonders wichtig ist es, daß Sie auch beachten, daß eine Unterstützung der heileurythmischen Übung in ihrer Fortsetzung in das Bewußtsein hinein stattfindet. Nun, wenn Sie die O-Bewegung machen, wie ich sie eben vorgemacht habe, so ist ja ein starkes Hineinprojizieren in das Bewußtsein damit verbunden. Sagen Sie also einem Dickling, den Sie behandeln wollen mit O-Formen: Während du die O-Form machst, denke du an deine Dickheit, an dein Breitsein –, so daß Sie geradezu konzentrieren lassen das Bewußtsein auf dasjenige, dem abgeholfen werden soll. Dadurch unterstützen Sie im wesentlichen das, was beabsichtigt wird: wie man den Bewußtseinsfaktor überhaupt nicht unterschätzen soll beim Heilen.

In dieser Beziehung wird sich, wie ich denke, sobald man auf solche Dinge sieht, noch ein gewisser Kampf mit den Orthopäden abspielen. Die sind heute, trotzdem sie auf dem Gebiet, auf dem sie sich betätigen, große Erfolge haben, noch ganz stramm darauf aus, den menschlichen Organismus als eine Art Mechanismus zu behandeln und darauf sich einzustellen. Während zum Beispiel solche Apparate, die angelegt werden in der Absicht, daß der Betreffende die Sache fortwährend spürt, also in sein Bewußtsein hereinkommt – sagen wir, wenn ich bei jemandem günstig finde, daß er seine Schultern zurücklege und ihm Bandagen gebe, durch die er tatsächlich das Bewußtsein hat, das soll zurückgehalten werden, so daß das nicht im Unbewußten verläuft –, so ist dieses Bewußtsein der Sache ein ausgezeichneter Heilfaktor. Das ist dasjenige, was dann eben auch für die Heileurythmie die Folge hat, daß, wie ich schon gesagt habe, die Dinge durchaus zum Bewußtsein gebracht werden, so daß also dieses Konzentrieren eine wesentliche Unterstützung des Heileurythmischen gibt.

Als besonders wichtig möchte ich Ihnen dieses noch sagen, daß alles, was E-Formen sind, im wesentlichen regulierend wirkt, wenn der astralische Organismus zu stark oder zu schwach den ätherischen Organismus beeinflußt. Also in allen denjenigen Fällen, wo man sagen kann, es ist vorhanden entweder eine übertriebene Tätigkeit des astralischen Organismus oder eine zu geringe Tätigkeit, kann man unter Umständen mit E-Formen, mit der Wiederholung der E-Formen sehr viel machen. Bei den beiden Symptomkomplexen, die ich vorhin in der andern Stunde dargelegt habe, werden E-Formen heilsam wirken können. Das, was ich jetzt gesagt habe, ist besonders dann der Fall, wenn der astralische Organismus vom ätherischen beeinflußt ist, wenn er also zu schwach ist, wenn er sich vom ätherischen beeinflussen läßt, wenn er durch eine Unregelmäßigkeit in dem astralischen Organismus des Kopfes zu stark ist. Dagegen kann der umgekehrte Fall eintreten, wenn das Ätherische vom Astralischen zu stark beeinflußt wird; das ist dann der Fall, wenn sich das Astralische sehr stark in der Darmorganisation zum Ausdruck bringt, wenn man also bei jeder Gelegenheit, wo man ein bißchen Angst hat, gleich Durchfälle kriegt. Da werden dann die U-Formen von besonders günstiger Wirkung sein.

Nun ist ja gestern die Frage aufgetaucht, die ich zum Schluß noch kurz besprechen will: Ob man bei Persönlichkeiten, welche schwanger sind oder welche Unterleibskrankheiten haben, gewisse heileurythmische Bewegungen ausführen lassen kann. Aber prüfen Sie einmal dasjenige, was in Dornach als Regel gegeben worden ist, dann werden Sie durchaus das einhalten können, daß Sie, trotzdem Sie darauf sehen müssen, daß bei schwangeren Frauen oder bei unterleibskranken Menschen der Unterleib in Ruhe gelassen werden muß – er muß nämlich da in Ruhe gelassen werden, er darf nicht irritiert werden durch Heileurythmie –, trotzdem er in Ruhe gelassen wird, können Übungen mit den Armen auch im Sitzen, im Liegen, bei vollständigem Ruhen desjenigen, was Ruhe haben muß, mit dem Kopfe durchaus ausgeführt werden. Und Sie werden noch immer genügend finden in den Angaben, die gemacht worden sind, um in allen Fällen mit der Eurythmie eingreifen zu können. Natürlich, wenn der betreffende Mensch sich überhaupt nicht rühren kann, dann wäre ihm die Eurythmie am allergesündesten: zum

Beispiel bei Lähmungserscheinungen; aber er kann sie unter Umständen eben nicht ausführen. Sie wäre schon da am allergesündesten. Nicht wahr, solche Lähmungserscheinungen sind ja auch im wesentlichen ein abnormes Funktionieren des astralischen Leibes, der nicht eingreift in die ätherische und physische Organisation, und man kann da sehr viel mit E-Bewegungen erreichen. Namentlich ist ja eine sehr günstige E-Bewegung – für Störungen des Unterleibes selbst – das nicht übertriebene, aber immerhin doch sorgfältig ausgeführte künstliche Schielen. Also das ist durchaus wahr, daß jene etwas dekadenten Jogis, die gewisse Übungen machen, indem sie ihre Augen auf ihre Nasenspitze konzentrieren, daß die eigentlich darauf bedacht sind, eine möglichst harmonische Tätigkeit ihres Unterleibes hervorzurufen, weil sie sehr wohl wissen, was die Tätigkeit des Unterleibes auch für dasjenige, was diese Leute geistige Betätigung nennen, bedeutet. So daß man schon sagen kann: diese Dinge sind so, daß man manches eben, was man bei dem Menschen, der einen gesunden Unterleib hat, selbst mit Sprüngen ausführen muß, einfach ersetzen kann durch eine leisere Heileurythmie der Arme, der Finger, selbst der Augen, wenn es eben nötig ist. Und unter allen Umständen darf nicht etwa eine schwangere Frau zu heileurythmischen Springübungen veranlaßt werden. Das geht natürlich nicht.

Sie sehen, es handelt sich auch da wirklich nicht darum, daß man etwa ein Universalheilmittel hat fabrizieren wollen, das man in einem halben Tag sich aneignen kann; sondern es handelt sich darum, daß auch die Heileurythmie in ernster Arbeit erworben werden muß, und sogar ist da notwendig, daß sie in übender Arbeit erworben wird. Denn fast jedesmal, wenn man aus seinen Heilinstinkten heraus ein bißchen wird angewendet haben die heileurythmischen Übungen, wird man die Sache besser können. Es ist durchaus so: im Üben wird man gerade in der Heileurythmie ganz besonders gut vorwärtskommen.

Nun, ich wollte Ihnen diese, ich möchte sagen, mehr theoretische Auseinandersetzung über die Heileurythmie geben, weil ja alles andere, soweit wie die Heileurythmie heute ist, damals in Dornach gegeben worden ist, und von unseren ärztlichen Freunden weitergegeben wird, so daß Sie sie immer haben können, und weil ich eben wollte, daß Sie gerade den ganzen physiologischen und therapeutischen Sinn der Heileurythmie auch einsehen können. Es darf selbstverständlich so etwas wie diese Heileurythmie nicht wieder überschätzt werden. Sie wird in vielen Fällen ein außerordentlich wichtiges Hilfsmittel sein, aber man darf sie nicht überschätzen. Und man muß sich durchaus klar sein, daß wirklich mit der berauschenden Einfachheit nichts getan ist, und daß, ebensowenig wie durch die «berauschende Einfachheit», daß man das «Disharmonische harmonisieren» muß, ein Karzinom geheilt werden kann, man auch durch heileurythmische Übungen ein gebrochenes Bein oder einen gebrochenen Arm nicht zur Heilung bringen kann. Man muß sich klar sein darüber: Nicht eine Vermehrung des Dilettantismus und ärztlichen Laientums, sondern durchaus eine Bereicherung des medizinischen Fachkönnens soll auf dem Wege durch die Geisteswissenschaft erreicht werden. – Verzeihen Sie, daß ich das so oft betone; aber ich möchte gerade, um Mißverständnissen vorzubeugen, immer wieder ganz besonders hervorheben, daß die Methoden nicht etwa, wie das häufig bei fanatischen Bewegungen der Fall ist, in einer laienhaften Opposition gegenüber der offiziellen Medizin auftreten, sondern durchaus rechnen mit dem Stande der gegenwärtigen Medizin, und den nur auf dem Wege weiterführen wollen, auf dem er weitergeführt werden muß, aus dem einfachen Grunde, weil es nicht wahr ist, daß der Mensch bloß dasjenige ist, was die heutige Physiologie und Anatomie sagt. Er ist das, aber er ist auch etwas anderes, er muß auch noch nach seiner seelisch-geistigen Seite erkannt werden. Und dann werden solche sonderbaren Vorstellungen verschwinden, die heute immer wiederkehren, wo man zum Beispiel im Gehirn eine Art telegraphischen Mittelpunktapparates sieht, zu dem hinlaufen die sogenannten Sinnesnerven, von dem auslaufen die Willensnerven. Während das Ganze überhaupt gar keinen Tatbestand trifft, wie Sie aus dem heutigen Vortrage gesehen haben; sondern man hat es zu tun mit dem Nerven-Sinnessystem als einer plastizierenden Dynamik, der gewissermaßen etwas abgerungen wird, dem sich dann anpaßt die Seelentätigkeit. Es ist eben sehr viel zu tun, um wiederum zurückzugeben so etwas an eine gesunde Physiologie, was ihr abgenommen worden ist dadurch, daß man in einer unrichtigen Weise in dem physischen Organismus ein Korrelat für die seelischen Funktionen sah. Es ist schon für jede seelische Funktion etwas Physisches da während des menschlichen physischen Erdenlebens; aber nichts wird für die Seele benützt, was nicht andererseits eine viel größere Bedeutung hätte in der Wechselwirkung mit andern Organen für die körperliche Organisation. Nichts wird für die Seele bloß als seelisches Organ benützt. Unser gesamtes Seelisches und Geistiges ist abgerungen dem Körperlichen, wird herausgeholt aus dem Körperlichen. Und wir dürfen nicht anerkennen besondere seelische Organe. Wir können nur sagen: Seelenfunktionen sind solche, welche herausgegliedert werden aus den organischen Wirkungen und besonders angepaßt werden der Seelentätigkeit. Erst wenn wir wirklich ernst machen damit, daß begriffen wird dasjenige, was eigentlich im physischen Organismus des Menschen wirkt, wenn wir nicht in einer so äußerlichen Weise vorgehen, daß wir das ganze Nervensystem nur für eine dem Seelenleben dienende Einlagerung ansehen, dann können wir hoffen, daß wir die menschliche Organisation durchschauen. Aber nur so durchschaute menschliche Organisation kann auch die Grundlage abgeben für eine im Lichte arbeitende und nicht in der Finsternis rein probierende Physiologie und Therapie. Dieses möchte ich Ihnen eben auch noch zuletzt gesagt haben, damit Sie nicht mit einem Mißverständnis fortgehen und damit Sie Mißverständnissen entgegnen können, die immer wieder und wiederum auftauchen.

Es ist zum Beispiel für unser Karzinommittel mit einer «berauschenden Einfachheit» die Kritik in die Welt gesetzt worden, was man dadurch erreicht hat, daß man überhaupt nicht weiß, aus welchen Erkenntnissen dieses Karzinommittel gewonnen ist; sondern man hat irgendwelche leichte Analogie konstruiert und glaubt, indem man diese leichten Analogien abtut, die Sache abzutun. Das ist dasjenige, was als eine Bedingung für das Gedeihen nach der geisteswissenschaftlichen Seite der Medizin durchaus da ist: daß man Mißverständnissen ein wenig in den Weg tritt. Denn die Leute werden schon bemerken, daß, wenn sie nicht mehr Mißverständnisse verbreiten können, sie dann überhaupt nicht mehr viel sagen können, weil die Hauptsache der Gegnerschaft das Verbreiten von Mißverständnissen über die ganze Anthroposophie ist. Versuchen Sie nur einmal herauszubekommen, wie viele Gegner etwas anderes sagen, als lediglich Mißverständnisse. Ich muß sagen, ich lese oftmals gegnerische Artikel oder Schriften, und wenn da nicht mein

Name stünde, so könnte ich es auf etwas ganz anderes beziehen. Es bezieht sich nämlich gar nicht auf dasjenige, was hier gepflegt wird, es macht sich nämlich mit ganz anderem zu tun. Ich werde manchmal ganz überrascht, möchte aufsuchen, wo das ist, was da widerlegt werden soll; hier ist es jedenfalls nicht. Hier wird es auch in der Medizin so gemacht wie gegenüber der Theologie, da begegnet man derselben Sache. Man kann zum Beispiel einem auf der Höhe der Wissenschaft stehenden Theologen sagen: Was du über den Christus sagst, sagen wir ja auch, nur noch etwas dazu! – Er ist aber nicht zufrieden, daß man das sagt, was er sagt und noch etwas dazu; er sagt: Man darf nichts dazu sagen. – Er kritisiert nicht dasjenige, was seinen Behauptungen widerspricht, sondern er kritisiert dasjenige, worüber er gar nichts sagt. Er kritisiert es, bloß weil man über dasjenige etwas sagt, worüber er nichts weiß. Er betrachtet es als einen Fehler, etwas über etwas zu wissen, worüber er nichts weiß. In diesen Fehler darf die Medizin nicht verfallen. Wir müssen uns die Dinge genau ansehen und nicht widersprechen, aber wir müssen auch da nur allerlei hinzufügen aus einer schon ganz gut begründeten Erkenntnis des gesunden und kranken Menschen.

ANHANG

NOTIZBUCHEINTRAGUNGEN
zum Heileurythmiekurs in Dornach

vom 12. bis 17. April 1921 sowie
zu den Heileurythmie-Vorträgen
vom 18. April 1921 und
vom 28. Oktober 1922

(Notizbuch Archiv-Nr. NB 610)

ERINNERUNGSBERICHTE

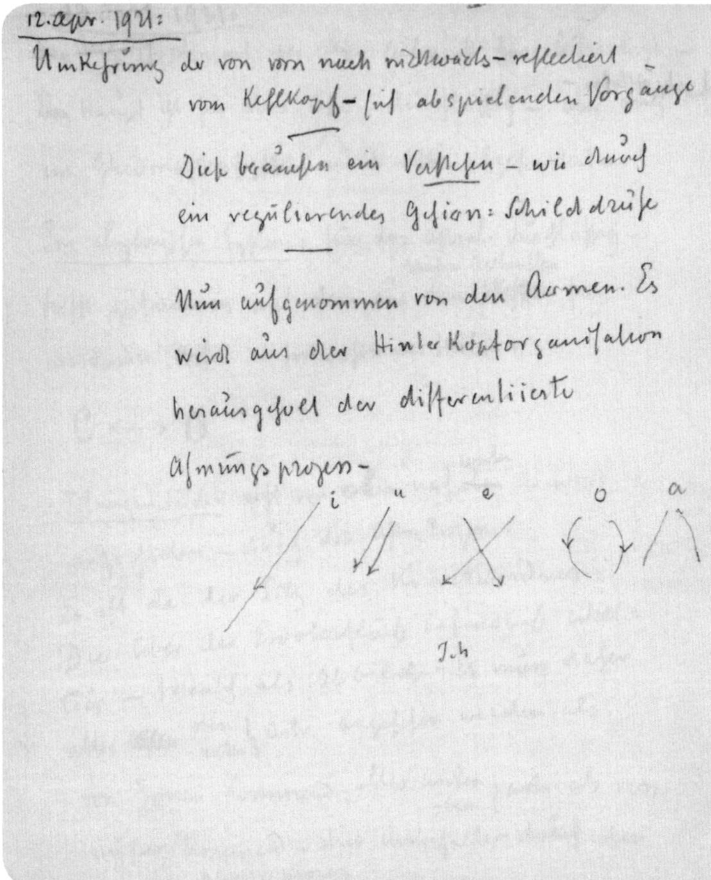

NB 610 [12. April 1921]

12. Apr. 1921:

Umkehrung der von vorn nach rückwärts – reflectiert / vom Kehlkopf – sich abspielenden Vorgänge

Diese brauchen ein Verstehen – wie durch / ein regulierendes Gehirn: Schilddrüse

Nun aufgenommen von den Armen. Es / wird aus der Hinterkopforganisation / herausgeholt der differentiierte / Atmungsprozess –

i u e o a / *[fünf Zeichnungen dazu]* / Ich

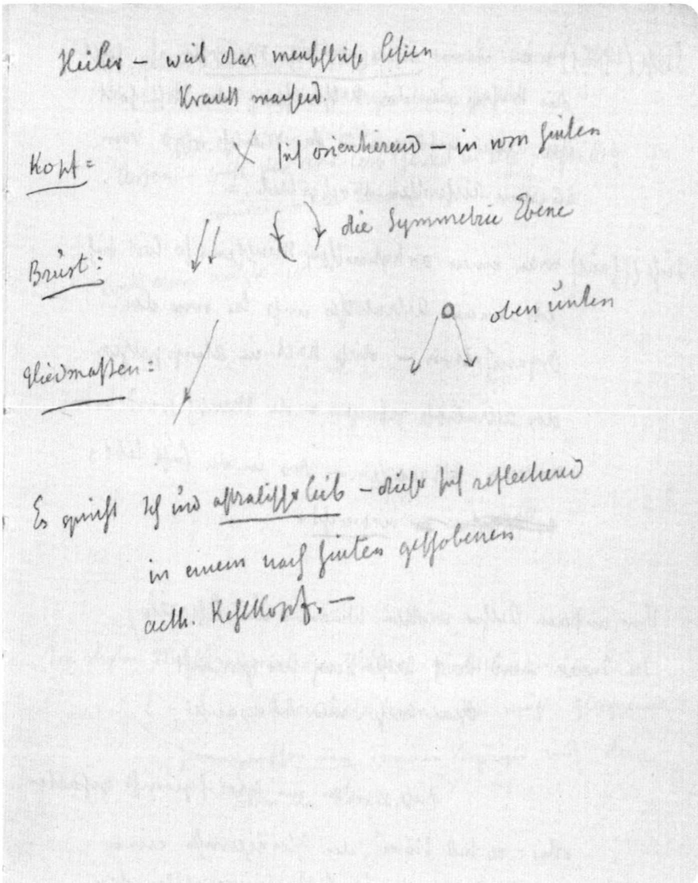

NB 610 [12. April 1921]

Heiler – weil das menschliche Gehirn / krank machend

<u>Kopf</u>: *[Zeichnung]* sich orientierend – in vorn hinten

<u>Brust:</u> *[Zeichnungen]* die Symmetrie Ebene

Gl<u>iedmasse</u>n: *[Zeichnungen]* oben unten

Es spricht Ich und <u>astralischer Leib</u> – dieser sich reflectierend / in einem nach hinten geschobenen / aeth. Kehlkopf. –

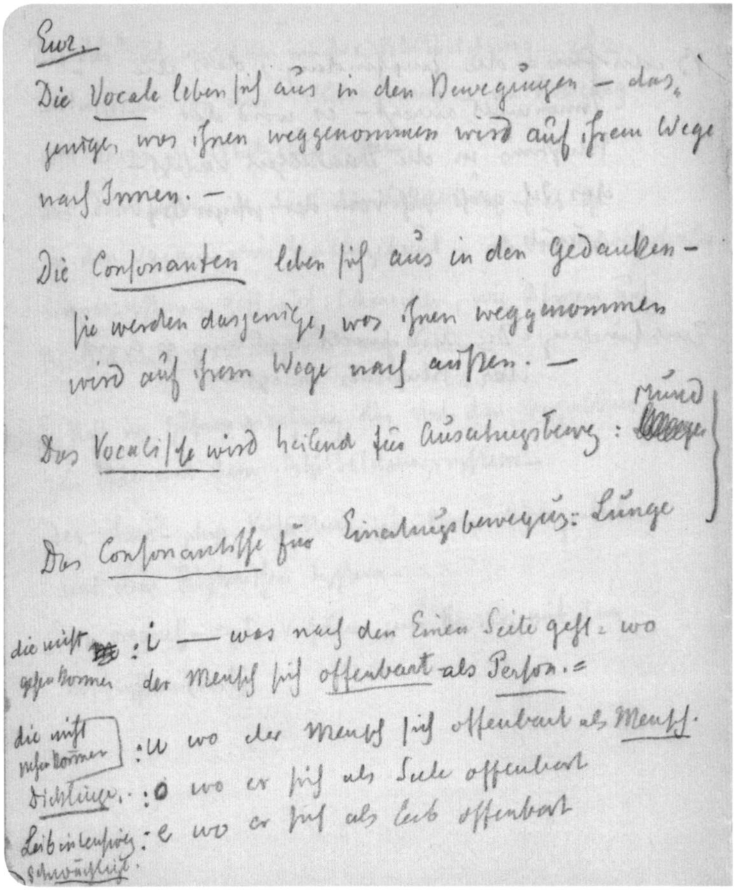

NB 610 [13. April 1921]

Eur.

Die Vocale leben sich aus in den Bewegungen – das=/jenige, was ihnen weggenommen wird auf ihrem Wege / nach Innen. –

Die Consonanten leben sich aus in den Gedanken – / sie werden dasjenige, was ihnen weggenommen / wird auf ihrem Wege nach außen. –

Das Vocalische wird heilend für Ausatmungsbewegung: ~~Lunge~~ [Mund] }

Das Consonantische für Einatmungsbewegung: Lunge }

[Fortsetzung nächste Seite]

NB 610 [13. April 1921]

[Fortsetzung von vorangehender Seite]

die nicht ~~m~~ / gehen können | : i – was nach der Einen Seite geht = wo / der Mensch sich offenbart als Person. =

die nicht / stehen können | : u wo der Mensch sich offenbart als Mensch.

Dicklinge: o wo er sich als Seele offenbart

Leibintensivierung / Schwächliche. | : e wo er sich als Leib offenbart

[rechte Seite]

die zu / ~~viel~~ / gierig sind} | : a wo er sich als Tier offenbart. –

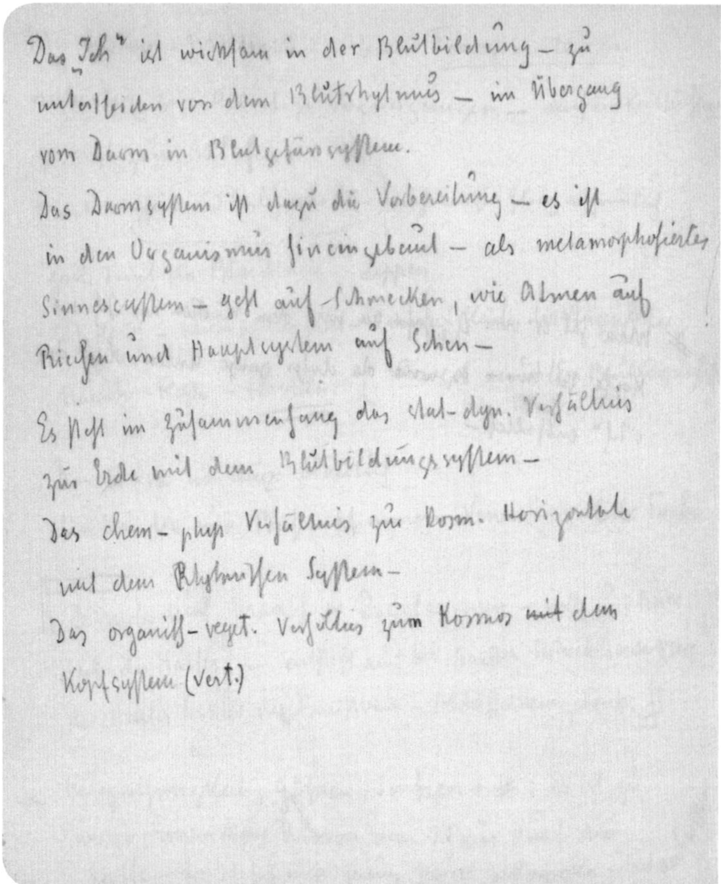

NB 610 [13. April 1921]

Das „Ich“ ist wirksam in der Blutbildung – zu / unterscheiden von dem Blutrhythmus – im Übergang / vom Darm in Blutgefässsystem. / Das Darmsystem ist dazu die Vorbereitung – es ist / in den Organismus hineingebaut – als metamorphosiertes / Sinnessystem – geht auf Schmecken, wie Atmen auf / Riechen und Hauptsystem auf Sehen – Es steht im Zusammenhang das stat-dyn. Verhältnis / zur Erde mit dem Blutbildungssystem – / Das chem-phys. Verhältnis zur kosm. Horizontale / mit dem Rhytmischen System – / Das organisch–veget. Verhältnis zum Kosmos mit dem / Kopfsystem (vert.)

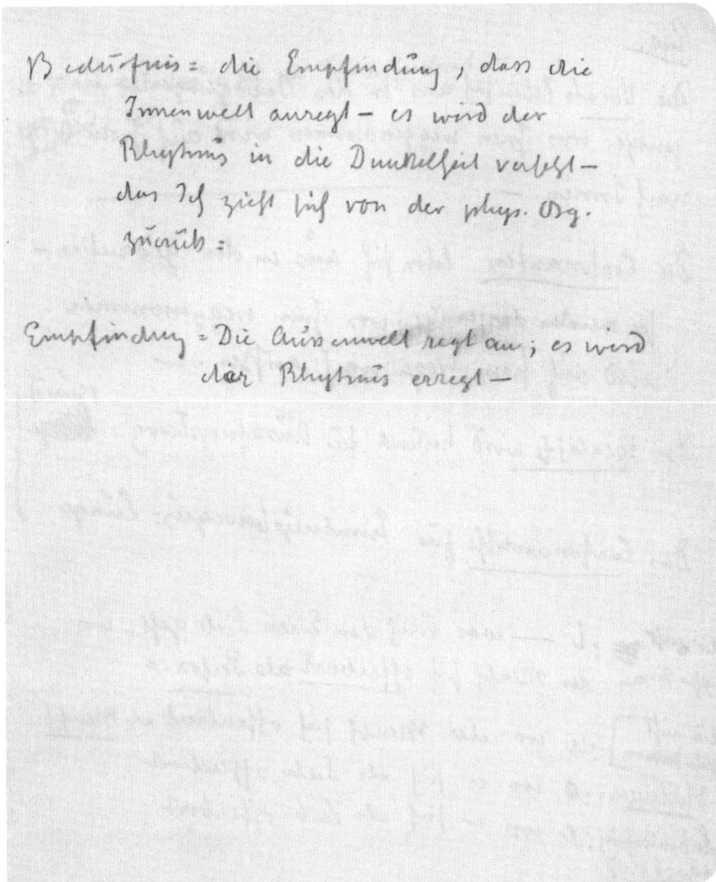
Bedürfnis = die Empfindung, dass die
Innenwelt anregt – es wird der
Rhythmus in die Dunkelheit versetzt –
das Ich zieht sich von der phys. Org.
zurück =

Empfindung = Die Aussenwelt regt an; es wird
der Rhythmus erregt –

NB 610 [13. April 1921]

Bedürfnis = die Empfindung, dass die / Innenwelt anregt – es wird der / Rhythmus in die Dunkelheit versetzt – / das Ich zieht sich von der phys. Org. / zurück =

Empfindung: Die Aussenwelt regt an; es wird / der Rhythmus erregt –

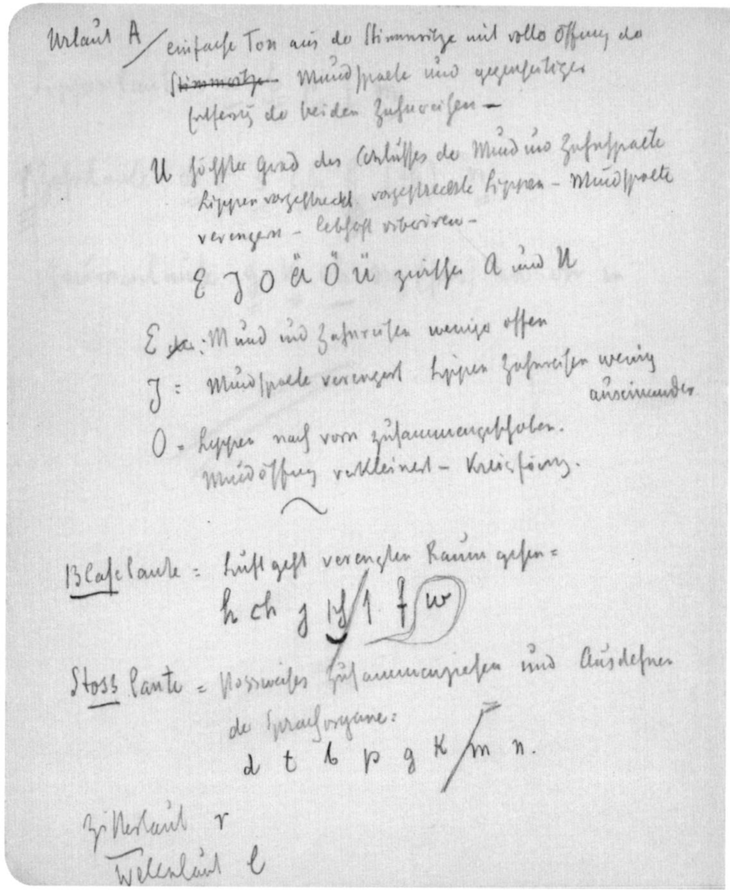

NB 610 [14. April 1921]

Urlaut A / einfache Ton aus der Stimmritze und voller Öffnung der / ~~Stimmritze~~ Mundspalte und gegenseitiger / Entfernung der beiden Zahnreihen –

U höchster Grad des Schlusses der Mund und Zahnspalte / Lippen vorgestreckt vorgestreckte Lippen – Mundspalte / verengen – lebhaft viberieren –

E I O Ä Ö Ü zwischen A und U

E der: Mund und Zahnreihen weniger offen

I : Mundspalte verengert Lippen Zahnreihen wenig / auseinander

O : Lippen nach vorn zusammengeschoben / Mundöffnung verkleinert – kreisförmig *[Fortsetzung nächste Seite]*

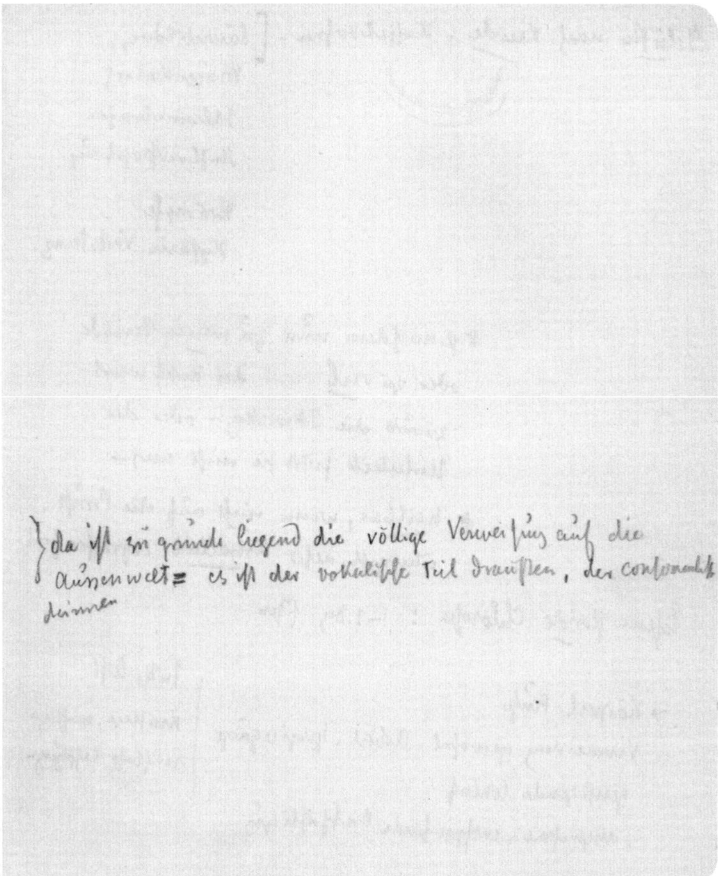

NB 610 [14. April 1921]

[Fortsetzung von vorangehender Seite]

Blaselaute = Luft geht verengten Raum gehen = / h ch j sch / s f w

[rechte Seite] } Da ist zugrunde liegend die völlige Verweisung auf die / Aussenwelt: es ist der vokalische Teil draußen, der consonantische / drinnen

[linke Seite unten] Stoss laute = stossweises Zusammenziehen und Ausdehnen / der Sprachorgane: / d t b p k / m n

Zitterlaut r / Wellenlaut l *[später hinzugefügt]*

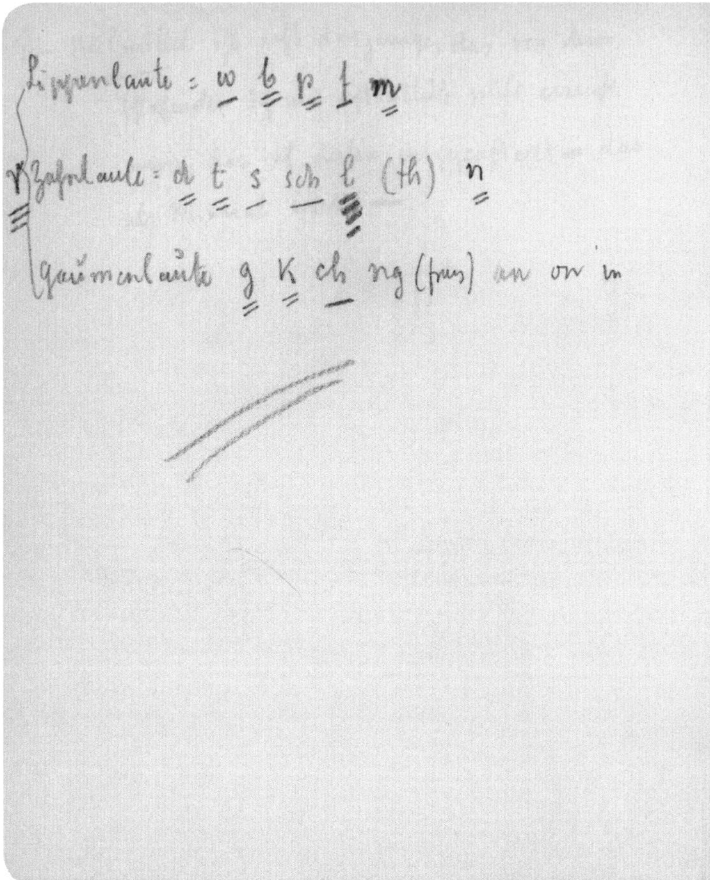
r
Lippenlaute: w b p f m
Zahnlaute: d t s sch l (th) n
Gaumenlaute g k ch ng (franz) an on in

NB 610 [15. April 1921]?

r { Lippenlaute: w b p p f m
Zahnlaute: d t s sch l (th) n
Gaumenlaute g k ch ng (franz) an on in

NB 610

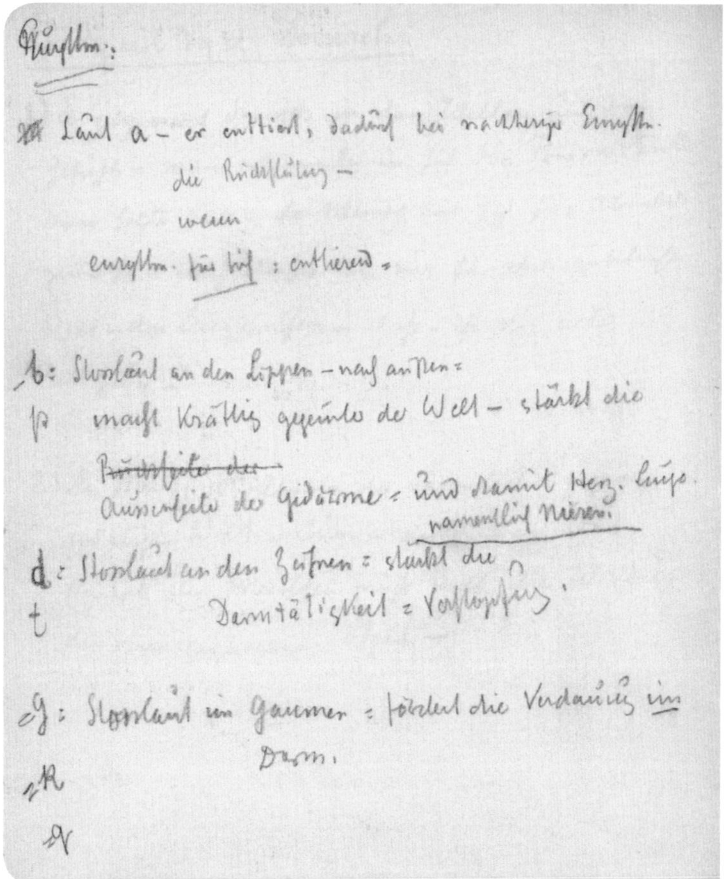

NB 610 [15. April 1921]

Eurythm.:

~~m~~ Laut **a** – er enttiert, dadurch bei nachheriger Eurythm. / die Rückflutung – / wenn / euryth. für sich: enttierend =

-**b** / p: Stosslaut an den Lippen – nach außen = / macht kräftig gegenüber der Welt – stärkt die / Rückseite der / Aussenseite der Gedärme = und damit Herz. Lunge. / namentlich Nieren.

D / t: Stosslaut an den Zähnen: stärkt die / Darmtätigkeit: Verstopfung.

=g / =k / =q: Stosslaut im Gaumen = fördert die Verdauung im / Darm.

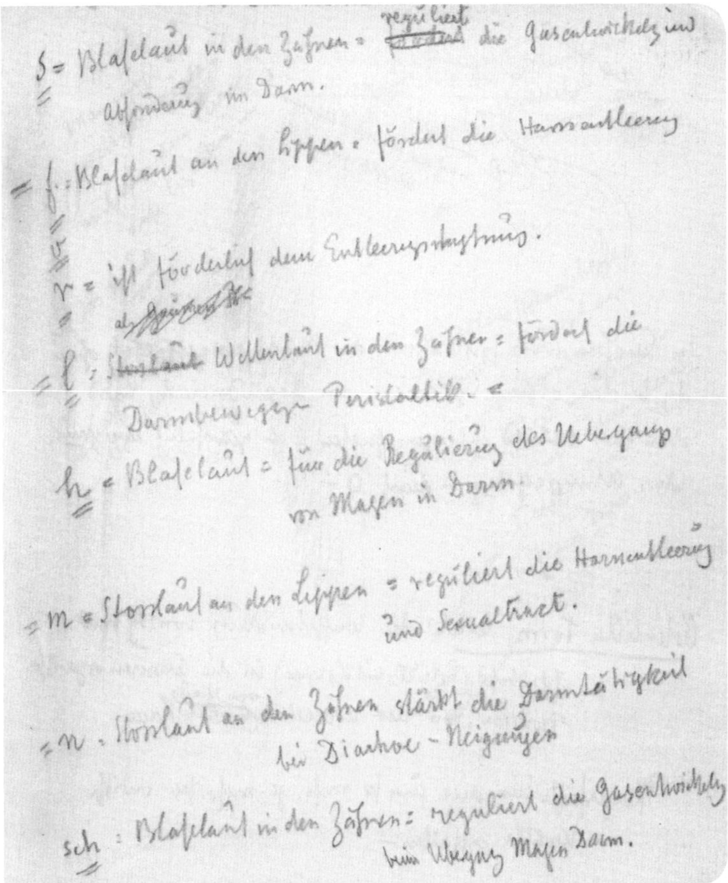

NB 610 [15. April 1921]

s: Blaselaut in den Zähnen: ~~fördert~~ reguliert die Gasentwickelung und / Absonderung im Darm.

= f / v: Blaselaut an den Lippen: fördert die Harnentleerung

r: ist förderlich dem Entleerungsrhythmus. / ~~als Gaumen-r~~

l: ~~Stosslaut~~ Wellenlaut in den Zähnen = fördert die / Darmbewegungen Peristaltik. =

h: Blaselaut = für die Regulierung des Übergangs / von Magen in Darm.

= m= Stosslaut an den Lippen = reguliert die Harnentleerung / und Sexualtract.

= n: Stosslaut an den Zähnen stärkt die Darmtätigkeit / bei Diarhoe–Neigungen

sch: Blaselaut in den Zähnen: reguliert die Gasentwickelung / beim Übergang Magen Darm.

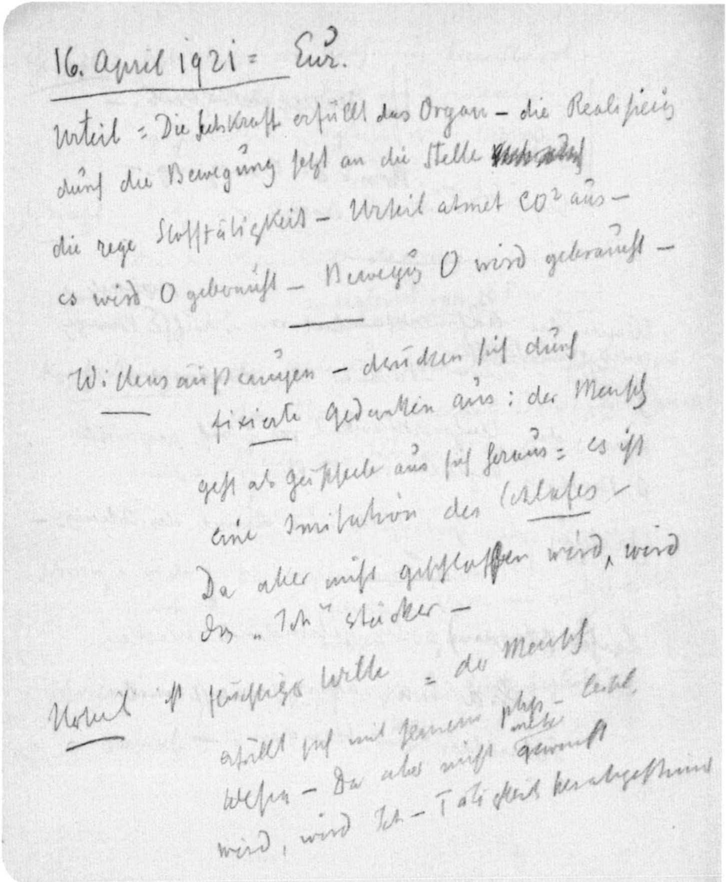

NB 610 [16. April 1921]

16. Apr. 1921 = Eur.

Urteil: Die Ichkraft erfüllt das Organ – die Realisierung / durch die Bewegung setzt an die Stelle ʒʒʒ / die rege Stofftätigkeit – Urteil atmet CO^2 aus – / es wird O gebraucht – Bewegung O wird gebraucht –

Willensäußerungen drücken sich durch / fixierte Gedanken aus: der Mensch / geht als Geistseele aus sich heraus: es ist / eine Imitation des Schlafes – / Da aber nicht geschlaf¿en wird, wird / das „Ich" stärker –

Urteil ist flüchtiger Wille = der Mensch / erfüllt sich mit seinem phys-leibl. / Wesen – Da aber nicht mehr gewußt / wird, wird Ich-Tätigkeit herabgestimmt

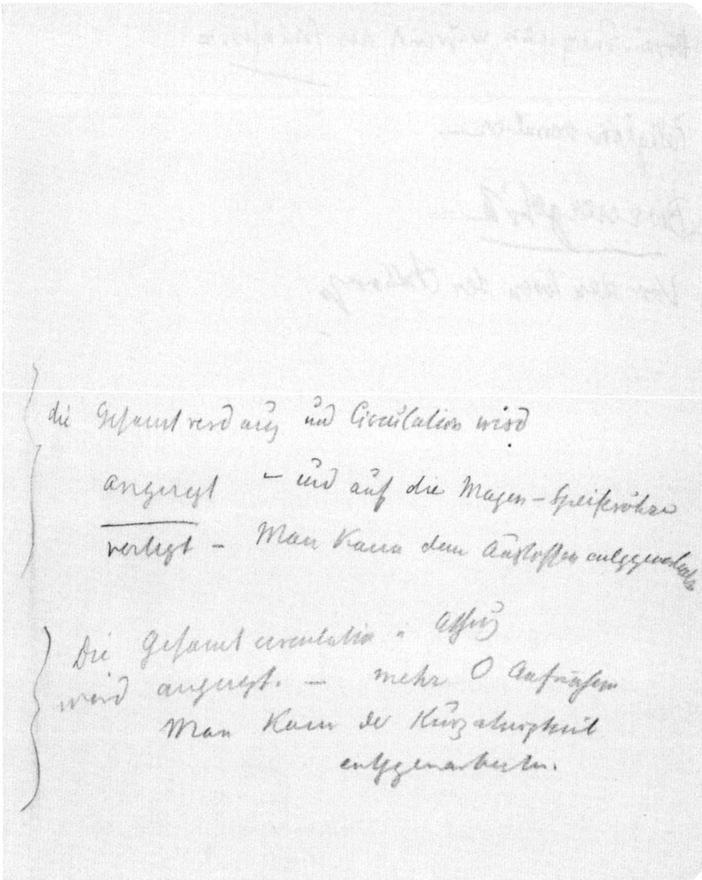

NB 610 [16. April 1921]

} die Gesamtverdauung und Circulation wird / angeregt – und auf die Magen-Speiseröhre / verlegt – Man kann dem Au[f]stossen entgegenarbeiten*[?]*

} Die Gesamtcirculation u. Athmung / wird angeregt. – mehr O Aufnahme / Man kann der Kurzatmigkeit / entgegenarbeiten.

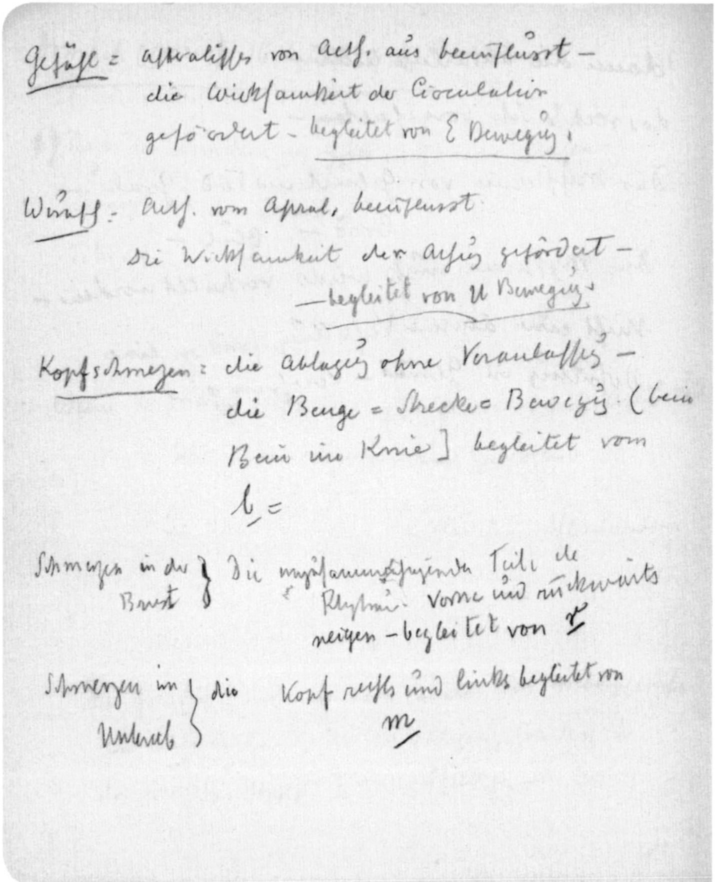

NB 610 [16. April 1921]

Gefühl = Astralisches von Aeth. aus beeinflusst – / die Wirksamkeit der Circulation / gefördert – begleitet von E Bewegung.

Wunsch = Aeth. vom Astral. beeinflusst / Die Wirksamkeit der Ath[m]ung gefördert – / – begleitet von U Bewegung.

Kopfschmerzen = die Ablagerung ohne Veranlassung – die Beuge=Strecke=Bewegung. (beim / Bein im Knie) begleitet vom / b =

Schmerzen in der / Brust} Die unzusammenhängenden Teile de[s] / Rhythm. vorne und rückwärts / neigen – begleitet von r

Schmerzen im / Unterleib} die Kopf rechts und links begleitet von / m

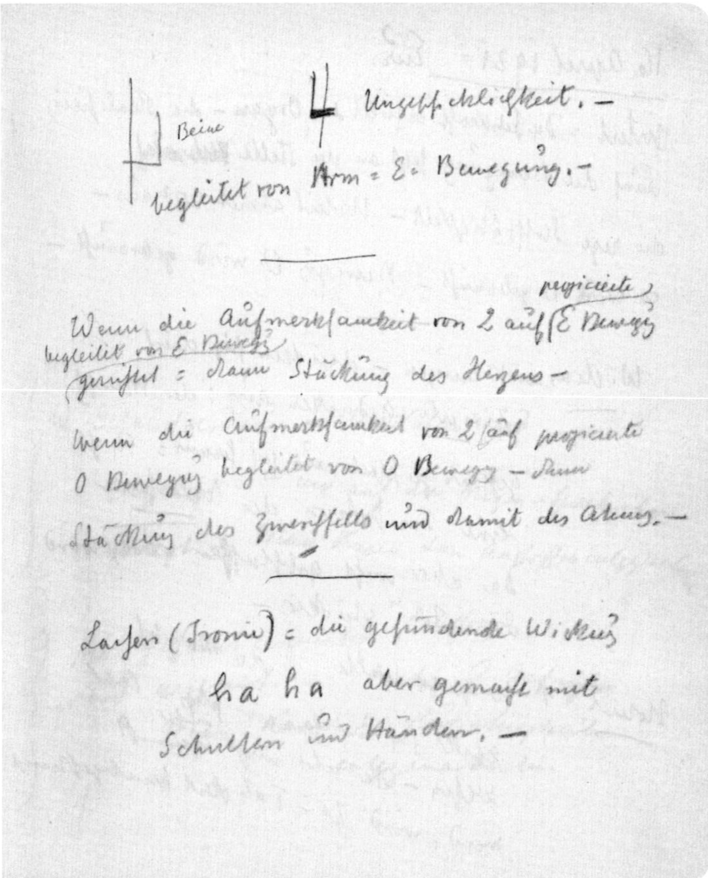

NB 610 [16. April 1921]

[Skizze, beschriftet:] / Beine *[Skizze, beschriftet:]* / Ungeschicklichkeit. – / begleitet von Arm=E=Bewegung. –

Wenn die Aufmerksamkeit von 2 auf projicierte E Bewegung / begleitet von E Bewegung gerichtet = dann Stärkung des Herzens – / Wenn die Aufmerksamkeit von 2 auf projicierte / O Bewegung begleitet von O Bewegung – dann / Stärkung des Zwerchfells und damit des Atems. –

Lachen (Ironie) = die gesundende Wirkung / ha ha aber gemacht mit / Schultern und Händen. –

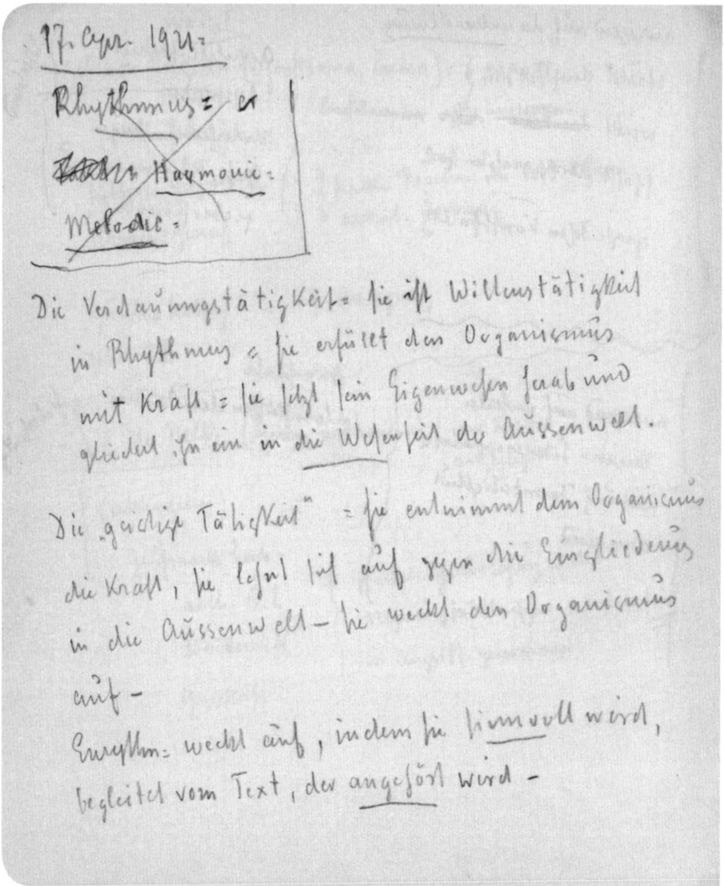

NB 610 [17. April 1921]

17. Apr. 1921: / ~~Rhythmus = er / Harmonie: / Melodie:~~

Die Verdauungstätigkeit = sie ist Willenstätigkeit / in Rhythmus: sie erfüllt den Organismus / mit Kraft = sie setzt sein Eigenwesen herab und / gliedert ihn ein in die Wesenheit der Aussenwelt.

Die „geistige Tätigkeit“ = sie entnimmt dem Organismus / die Kraft, sie lehnt sich auf gegen die Eingliederung / in die Aussenwelt – sie weckt den Organismus / auf –

Eurythm: weckt auf, indem sie sinnvoll wird, / begleitet vom Text, der angehört wird –

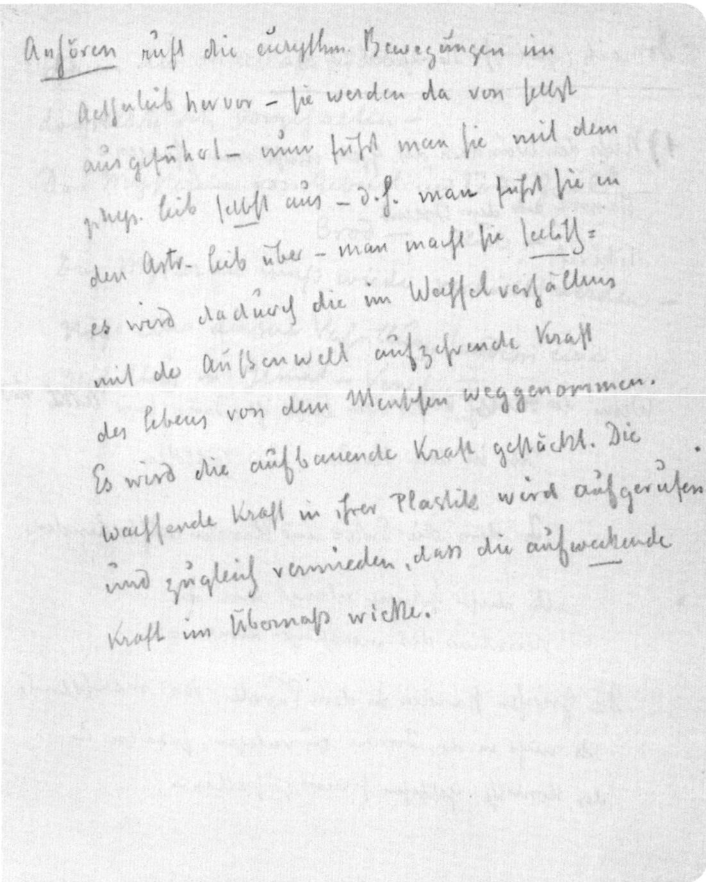

NB 610 [17. April 1921]

Anhören ruft die eurythm. Bewegungen im / Aetherleib hervor – sie werden da von selbst / ausgeführt – nun führt man sie mit dem / phys. Leib selbst aus – d. h. man führt sie in / den Astr. Leib über – man macht sie seelisch = / es wird dadurch die im Wechselverhältnis / mit der Außenwelt aufzehrende Kraft / des Lebens von dem Menschen weggenommen. / Es wird die aufbauende Kraft gestärkt. Die / wachsende Kraft in ihrer Plastik wird aufgerufen / und zugleich vermieden, dass die aufweckende / Kraft im Übermaß wirke.

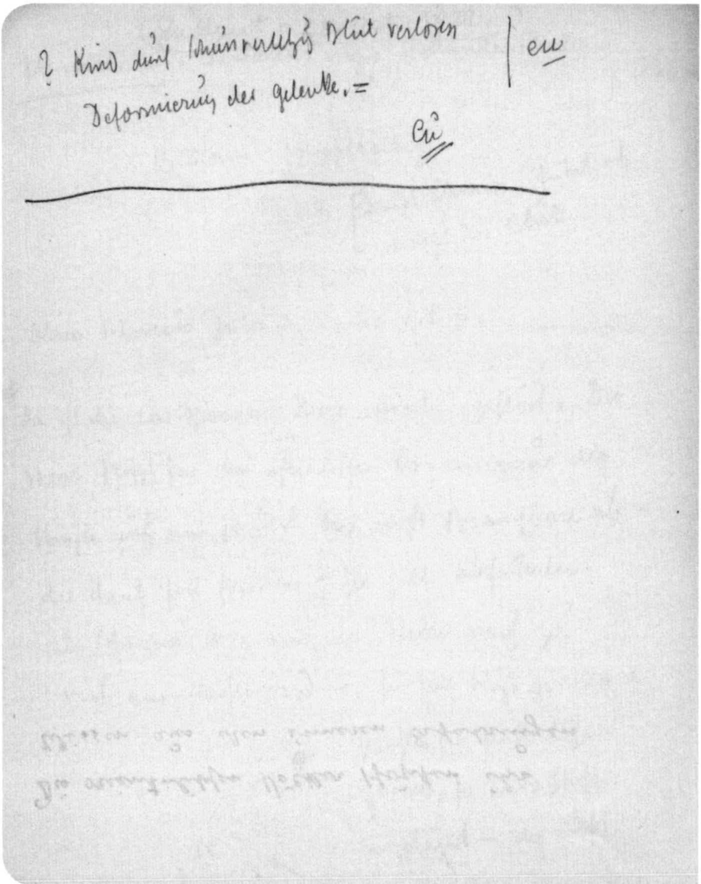

NB 610 [18. April 1921 im Fachkurs für Ärzte]

? Kind durch Schussverletzung Blut verloren / Deformierung der Gelenke. = | *[rechts]* eu

Cu

NB 610

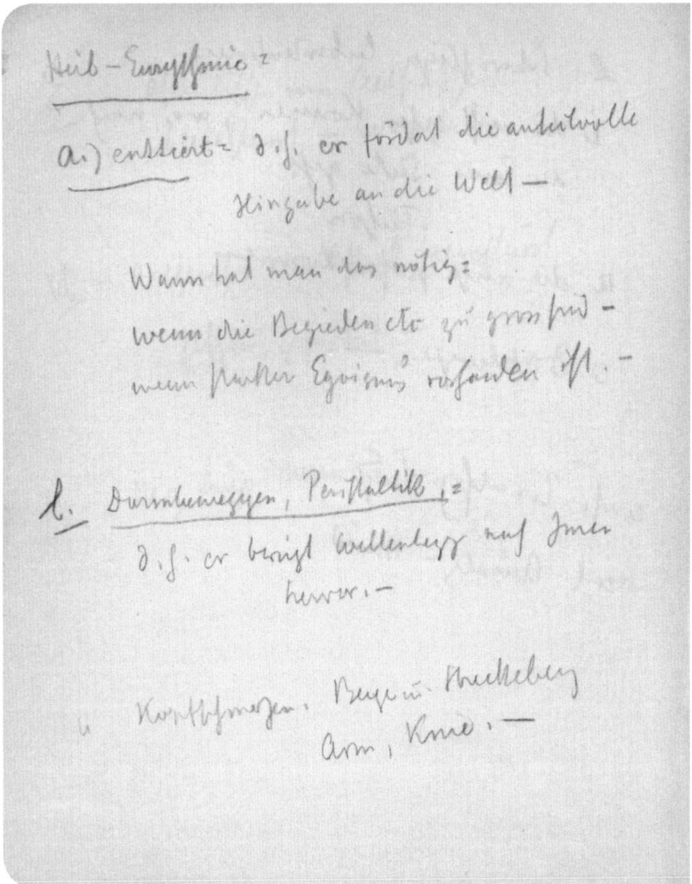

NB 610 [28. Oktober 1922]

Heil–Eurythmie:

a.) enttiert : d.h. er fördert die anteilvolle / Hingabe an die Welt – / Wann hat man das nötig: / wenn die Begierden etc. zu gross sind – wenn starker Egoismus vorhanden ist. –

l. Darmbewegungen, Peristaltik. = / d.h. er bringt Wellenbe[we]g[un]g nach Innen / hervor. –

u. Kopfschmerzen: Beuge u. Streckebe[wegun]g / Arm, Knie. –

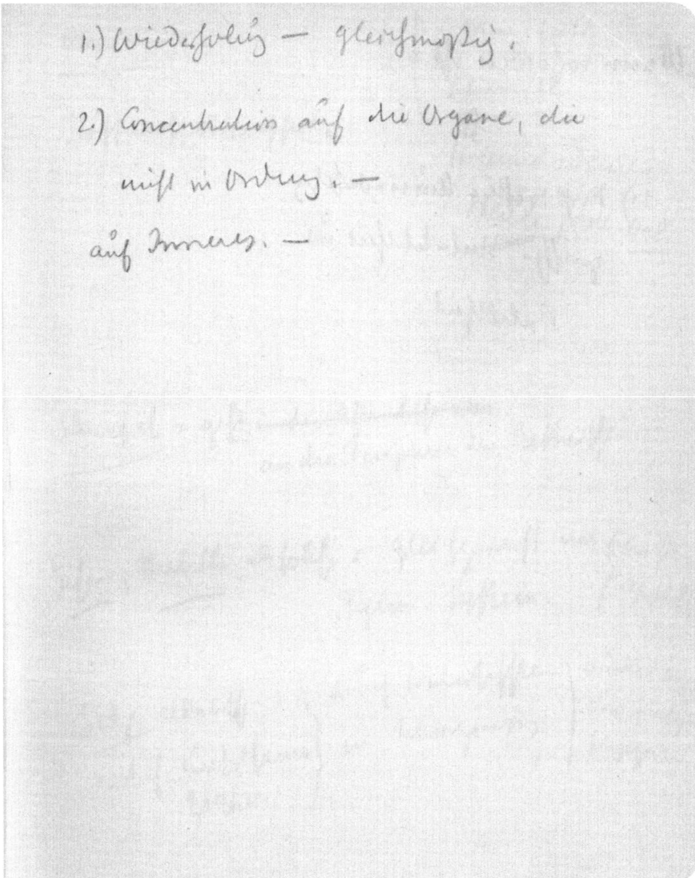
1.) Wiederholung – gleichmäßig.
2.) Concentration auf die Organe, die
nicht in Ordnung. –
auf Inneres. –

NB 610 [28. Oktober 1922]

1.) Wiederholung – gleichmäßig.
2.) Concentration auf die Organe, die / nicht in Ordnung. –
auf Inneres. –

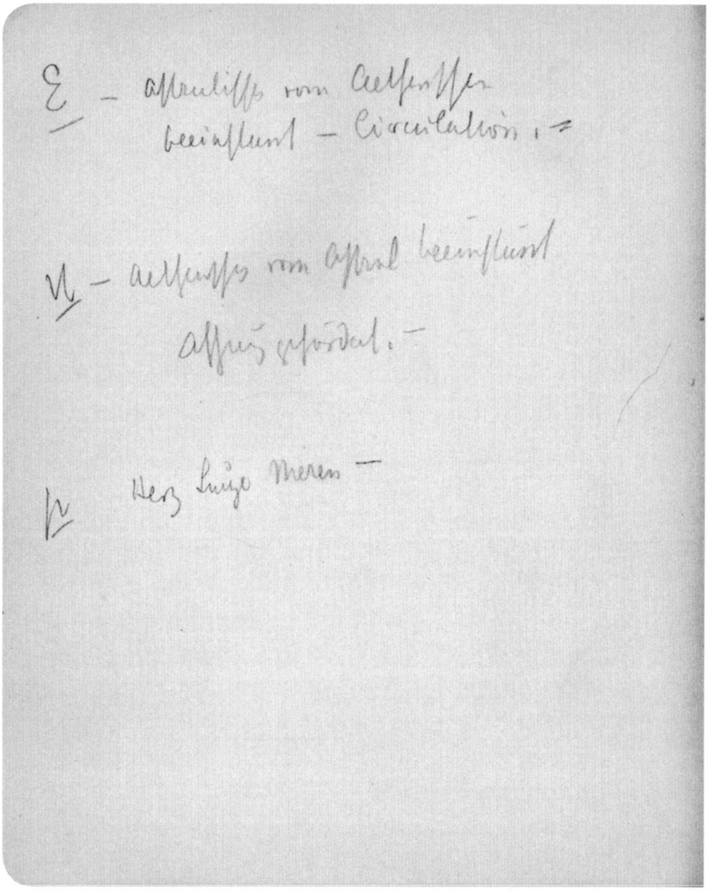

NB 610 [28. Oktober 1922]

E – Astralisches vom Aetherischen / beeinflusst – Circulation. =

U – Aetherisches vom Astral. Beeinflusst / Athmung gefördert. –

P [–] Herz Lunge Nieren –

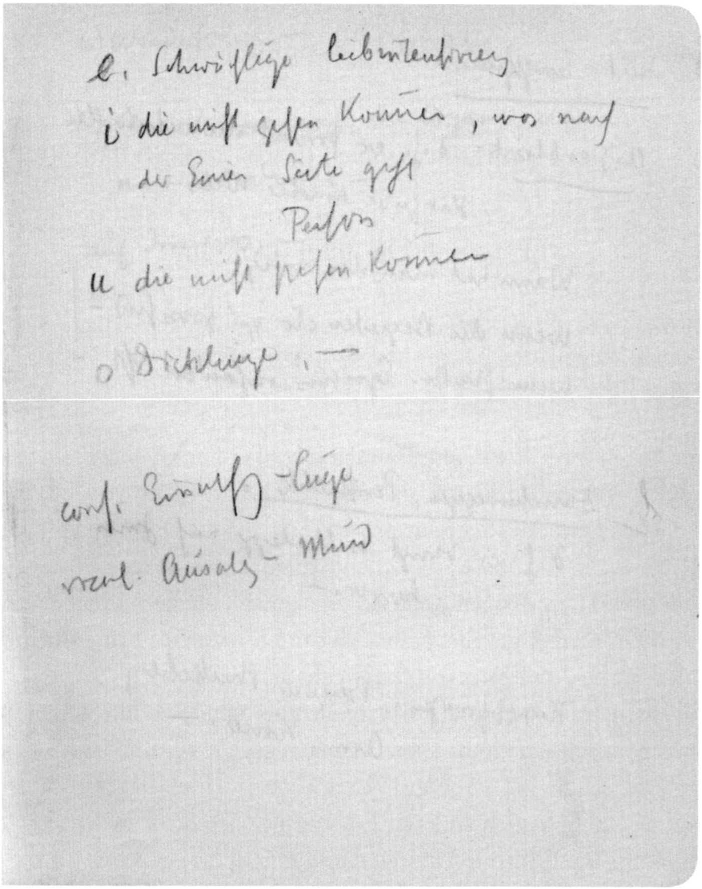

NB 610 [28. Oktober 1922]

e. Schwächlinge Leibintensivierung
i die nicht gehen können, was nach / der Einen Seite geht / Person
u die nicht stehen können
o Dicklinge. –
cons. Einath[mun]g – Lunge
vocal. Ausat[mun]g – Mund

Entstehungsgeschichte und Bedeutung des Heileurythmie-Kurses

Berichte von Erna van Deventer-Wolfram, Elisabeth Baumann und Isabella de Jaager

Erna van Deventer-Wolfram

Aus «Erinnerungen und Gedanken über den Weg der Entstehung der Heil-Eurythmie», in «Blätter für Anthroposophie», Herausgeber und Schriftleitung Hans Erhard Lauer, 13. Jg. Nr. 10, Basel 1961

Vor mir liegen zwei etwas vergilbte Papiere: das eine ist eine kleine Zeichnung der Cassinischen Kurve, das andere eine Postkarte von Dr. Roman Boos [damals Leiter des Sekretariats in Dornach] aus Dornach vom Februar 1921. Zwei unscheinbare Stückchen Papier, und doch sind es beinahe die einzigen sichtbaren Zeugen noch der Ereignisse, die zum Heileurythmie-Kurs von Dr. Steiner geführt haben, der in Dornach im Frühjahr 1921 im Anschluß an den zweiten Ärztekurs gehalten wurde.

Will ich in der Erinnerung zurückgehen bis dahin, wo Dr. Steiner die ersten therapeutisch-eurythmischen Übungen gegeben hat, so taucht eine viel frühere Zeit auf als 1921. Schon 1915 und noch früher hat Dr. Steiner mir und wahrscheinlich auch anderen Eurythmielehrern auf unsere Frage hin eurythmische Laut-Sprech-Übungen und Handgriffe gegeben für spezielle Fälle, denen wir in den verschiedensten Städten Deutschlands begegneten. Das Wort Heileurythmie gab es ja damals noch nicht einmal, sondern Dr. Steiner nannte diese Übungen «therapeutische» Eurythmie, sagte auch, daß diese Dinge noch aus den griechischen Mysterien stammten. Und diese Bemerkung wird vielleicht deutlich machen, wie ernst Dr. Steiner das Heilen mit eurythmischen Bewegungen schon damals war, und gleichzeitig, wie uns, damals noch so jungen Lehrern, tief ins Bewußtsein geprägt wurde, daß «Heilen» mit «heilig» zusammenhängt und daß unsere Bewegungen in dieser therapeutischen Eurythmie wirklich vom «Heilerwillen» getragen sein mußten, wollten wir Erfolg haben mit dieser Therapie. (Auch das Wort «Heilerwillen» ist ja erst später von Dr. Steiner geprägt worden, nämlich damals, als wir bei Dr. Steiner um Rat fragten, 1923–24, er auf unsere Probleme einging und den Kurs für die Jungmediziner gab.)

Alle diejenigen, die in irgendeiner Weise mit Dr. Steiner zusammengearbeitet haben, werden sich erinnern, daß er alles, was er gab, als Antwort gab auf eine Frage, einen Wunsch, manchmal auch auf ein noch recht ungeformtes Streben, das an ihn herangebracht wurde. So ist es auch mit der Heileurythmie gegangen. Da waren zum Beispiel zwei Kinder mit Sprachstörungen, die man zu ihm brachte: er gab, was wir später «Heil-Eurythmie-Übungen» genannt haben würden. Im Jahre 1919 war es, daß mir ein Kind mit Rückgratsverkrümmung begegnete. Dr. Steiner ging sehr gründlich auf meine Fragen ein und gab die Hilfe, die ich suchte. So könnte man viele Fälle aus jenen Jahren beschreiben. Gleichzeitig damit aber lernte auch ich selbst, beim Stundengeben, Menschen zu beobachten, lernte Erscheinungen am Menschen zusammenschauen, lernte sehen, wieviel hilfsbedürftige Menschen eigentlich in den vielen Eurythmiekursen um mich herum waren.

[...] Ich begegnete in jenen Jahren häufig Elisabeth Baumann-Dollfus, auch eine der ersten Eurythmisten, und eine tiefe Liebe zu unserer gemeinsamen Arbeit hat uns viele Jahre verbunden. Im Jahre 1919 nun, nach dem Ende des Ersten Weltkrieges, fanden wir uns wieder zusammen in der Vorbereitungszeit der Waldorfschule. Und nun begannen wir unsere Erfahrungen auszutauschen, sie als Lehrerin an der Waldorfschule, wo sie zusammenarbeitete mit der Hilfsklasse von Dr. Schubert, ich als Eurythmistin, die beinahe in allen großen Städten Deutschlands das Jahr hindurch Eurythmiekurse gab und bei Anwesenheit in Stuttgart Frau Baumann bei Krankheit an der Waldorfschule vertreten durfte. Und beide erlebten wir große Freude mit- und aneinander, weil wir merkten, daß das gleiche Suchen uns verband. Wonach suchen? Nach dem heilenden Element in oder hinter der Eurythmie!

Dies war der eine Schicksalsfaden, in den wir verwoben wurden. Das andere war meine Verlobung und Heirat mit H. A. R. van Deventer, der ja selbst Mediziner war, und mit ebenso großer Begeisterung vom Medizinischen zum Eurythmischen hin suchte, wie wir vom Eurythmischen zum Medizinischen. Und der äußere Anstoß? Der kam im naturwissenschaftlichen Kursus in der Weihnachtszeit 1920/21 in Stuttgart.

In diesem Kurs saßen Frau Baumann und ich – eigentlich ein bißchen auf Besuch –, denn wir verstanden lange nicht alles, was Dr. Steiner besprach, und wir gehörten als Eurythmisten ja eigentlich nicht einmal in jene erleuchtete Zuhörerschaft von Studenten und Gelehrten! Aber – wenn wir auch nicht alles begriffen mit dem Verstand – unsere Begeisterung für die astronomischen Zeichnungen half uns ein gut Stück weiter. Und eines Tages zeichnete Dr. Steiner an die Tafel etwas, was uns einander anstoßen ließ und beinahe aufspringen, nämlich die Cassinische Kurve.

Das war das äußere Ereignis, das notwendig war, um uns nun bewußt zu machen: Sternenwege; Strömungen in uns – sie kommen aus der gleichen Quelle! Denn diese Cassinische Kurve, die Dr. Steiner hier in naturwissenschaftlich-astronomischem Zusammenhang erläuterte, die kannten wir Eurythmisten ja auch! Im Jahre 1915 schon hatte Dr. Steiner im Weißen Saal des alten Goetheanum vier bis sechs Eurythmielehrerinnen eine Reihe Unterrichtsstunden gegeben, und bei dieser Gelegenheit lehrte er uns «Kinderformen, gut für Kinder und junge Leute von drei bis achtzig Jahren, damit die Gedanken nicht verstruwelen». Dies waren seine Worte, und eine dieser Formen war die Cassinische Kurve, auf die Worte: Wir wollen suchen, wir fühlen uns nah, wir kennen uns wohl.

Damals 1915, hatten wir jungen Menschen nicht das geringste Bewußtsein davon, warum er diese Form zur pädagogischen Übung gab, wie wir ja fast bei dem gesamten eurythmischen Lehrmaterial das «Warum» nicht durchschauten – und ehrlich gesagt: Durchschauen wir's heute so viel besser? Und doch ist es wohl unsere Aufgabe, den nach uns Kommenden nicht nur die Übungen, sondern auch das «Warum» zu lehren. Es scheint uns dies der einzige Weg, in Zukunft auf eurythmischem Gebiet Wahrheit von Irrtum, Ursprung von Verwässerung der Eurythmie zu scheiden.

Dies Erleben nun, dies «Wiedererkennen» einer scheinbar so unbedeutenden Form, das war es, was mich zu Elisabeth Baumann hintrieb und sie und meinen Mann stundenlang zusammensitzen ließ und diskutieren über das Problem: Wenn diese Form, die Dr. Steiner so im naturwissenschaftlichen Kurs beleuchtet, so wichtig ist gleichzeitig für den Makrokosmos- und den Mikrokosmos-Mensch: Sind dann nicht alle eurythmischen Gegebenheiten aus gleicher Quelle und müßten zum Heilen zu gebrauchen sein!? Denn so wie von der Cassinischen Kurve hatten wir im Lauf der Jahre auch von Vokalen, zum Beispiel A U M, die kosmisch und menschlich heilende Wirkung kennengelernt. Das Erleben der Cassinischen Kurve war ja nur wie der Schlußstein an unserem Gebäude von Ahnungen und Erfahrungen auf eurythmischem Gebiet!

Aber wie? Wie mußten wir nun zu einem Wissen um die «therapeutische Eurythmie» kommen? Was wir bisher kannten, E. Baumann und ich, waren ja nur kleine Bausteine, von Dr. Steiner bei Gelegenheit gegeben. Dadurch, daß nun mein Mann, als Mediziner, uns stützte in unsern Ideen – er hatte ziemlich viel Eurythmie selbst geübt und konnte unser Suchen von der medizinischen und der eurythmischen Seite her begreifen und stützen –, dadurch faßten wir Mut, noch in Stuttgart Dr. Steiner zu fragen, ob er nicht so etwas wie eine therapeutische Eurythmie uns systematisch lehren wollte, so wie er uns die gewöhnliche Eurythmie ja auch gelehrt hatte. Dr. Steiner war sehr wohlwollend, schaute uns ein wenig verwundert an ob unserer kühnen Pläne und sagte, er würde die Sache in Holland mit meinem Mann weiterbesprechen, dann würden wir davon hören.

Und so geschah es: Im Beginn des Jahres 1921 war Dr. Steiner in Holland, und da mein Mann durch sein medizinisches Studium sehr mit unserer Arbeit verbunden war, hatte er viel Gelegenheit, Dr. Steiner zu sprechen. Frau Baumann war in der Zeit in Stuttgart und ich in Breslau, aber brieflich hatten wir beide unsere Wünsche wohl sehr deutlich nochmals festgelegt und an meinen Mann (damals noch mein Verlobter) gesandt. Jedenfalls fragte Dr. Steiner ihn eines Tages in Holland: Ja, haben Sie denn auch Eurythmisten, die sich wirklich für eine therapeutische Eurythmie einsetzen würden? – worauf mein Mann antwortete: Ja, vorläufig zwei, Frau Baumann und meine zukünftige Frau. «Dann können wir damit beginnen», sagte Dr. Steiner, und beauftragte meinen Mann, die weiteren organisatorischen Dinge zu übernehmen.

Damit komme ich zurück zum Anfang, die kleine Zeichnung war die «Cassinische Kurve» aus einer Arbeitsbesprechung mit Dr. Steiner, und die vergilbte Postkarte von Roman Boos war der Bericht von ihm aus Dornach, daß der «Heil-Eurythmie-Kurs» (nun hatte Dr. Steiner zum ersten Mal den Namen geprägt) Anfang April in Dornach sein sollte und zwar in der Zeit des zweiten Ärztekurses, der auch dann gegeben werden sollte.

In ihrem Aufsatz «Heil-Eurythmie: 1921–1971. Ihre Entstehung, Entwicklung und Aufgabe», erschienen in «Beiträge zu einer Erweiterung der Heilkunst nach geisteswissenschaftlichen Erkenntnissen» (1971, Heft 4), schildert sie u. a. noch folgendes:

Vom 12. bis 17. April 1921, während des zweiten Ärztekursus gab Dr. Steiner nun den Heileurythmie-Kurs in sechs Vorträgen für Mediziner und solche Eurythmisten, die länger als zwei Jahre im Studium waren. Niemand von uns ahnte, wie sich dieser Kursus gestalten würde! Dr. Steiner stand auf dem Podium, Frau Baumann und ich auf zwei Stühlen davor sitzend, fühlten uns sehr «unheimlich», denn wir hatten ja die Situation «angezettelt», und in der Zwischenzeit von Februar bis April kein Wort von Dr. Steiner gehört, wie er diesen neuen Zweig der medizinischen Wissenschaft mit uns, die wir nicht die mindeste Vorbildung auf medizinischem Gebiete hatten, verwirklichen würde!

Das nötige Wissen zur heileurythmistischen Arbeit brachten wir bestimmt nicht mit – wäre es da nicht viel praktischer und sinnvoller gewesen, wenn Dr. Steiner eine kleine Gruppe von Ärzten ausgesucht hätte für diese Arbeit? Oder brachten Frau Baumann und ich als Eurythmisten doch etwas mit aus unserer Vergangenheit, das ihm wichtig schien? In seinen Angaben an mich über die Ausbildung, die für die Heil-Eurythmie nötig ist, gab er kurz nach dem Kursus die Antwort.

Auf unsere Frage antwortete er: «Die Vorbedingung zum Heil-Eurythmie-Beruf ist, daß Sie erst die ganze Kunst-Eurythmie in ihrem Unterbau kennen und können. Sie müssen imstande sein, kunst-eurythmisch auf der Bühne ein dramatisches Gedicht darzustellen, zum Beispiel der «Zauberlehrling» von Goethe, mit allen eurythmischen Gesetzmäßigkeiten für Wort-Sinn und der Satzbildung, mit Formen und Körperhaltungen, wie Sie sie gelernt haben. Dann erst, wenn Sie alle Aspekte der Kunst-Eurythmie beherrschen, können Sie zur Heileurythmie übergehen.» – Er lehrte uns, daß wir erst alle Möglichkeiten der Kunst-Eurythmie beherrschen müßten, sie zu finden im Kosmos als Planeten- und Fixsternkräfte, dann als Spiegelung in der menschlichen Sprache und Musik, dann durch Bewegungen des menschlichen Körpers selbst und so den Menschen, also uns selbst kennen lernend als das Wesen, das Makrokosmos und Mikrokosmos in seinem eigenen Leib spiegelt. Erst wenn wir diese Stellung und Aufgabe des Menschen begriffen hätten, könne man vom Umkreis der Eurythmie zum Zentrum des Heil-Aspektes der Eurythmie vordringen. Aber «erst müsse man eben den Umkreis kennen, dann erst könne man zum Zentrum des Menschen vordringen!» – Welch eine Perspektive für uns, die wir zwar schon acht Jahre aktiv in der Kunst- und pädagogischen Eurythmie tätig waren, aber doch mehr ausübend und durch die Praxis lernend, als mit Bewußtsein durchdringend. Die Vokale, die Konsonanten, die Wortarten, die Rhythmen – wie viel bedeutender erschienen sie uns!

[...] Auch das Wissen der Eurythmistin wurde genau umschrieben dadurch, daß Dr. Steiner mir beschrieb, was und wieviel ich aus den Lehrbüchern meines Mannes, dem «Spalteholz» [W. Spalteholz, Prof. an der Universität Leipzig] und dem Lehrbuch von Professor Broesicke, Breslau [Dr. Gustav Broesicke, Breslau 1920], lernen müßte!

Dies wurde uns kurz nach dem Heileurythmie-Kurs von Dr. Steiner erzählt, so daß wir mit tiefer Verantwortlichkeit wieder von Dornach weggingen.

Elisabeth Baumann

Aus dem Vorwort zur 2. Auflage des Heileurythmie-Kurses, erschienen im Selbstverlag der Rudolf Steiner-Nachlaßverwaltung, Dornach 1952, S. VII–IX.

Daß die bewegte, sichtbare Sprache der Eurythmie eine solche ist, die in wahrhafter Harmonie mit den Gesetzen und Bedürfnissen des Geistig-Seelischen und des Leiblich-Physischen steht, das erlebten wir ja täglich an der Selbstverständlichkeit, mit der sie von den Kindern aller Altersstufen erfaßt und wiedergegeben wurde. Wir erlebten auch täglich, wie Hemmungen, seien sie im Gebiet des Willens oder im Bereich des Vorstellungslebens, der Denktätigkeit, durch Eurythmie bei den Kindern gelöst, ja beseitigt werden können. Wir hatten es ja an der Waldorfschule fast von Anfang an mit manchen Kindern zu tun, bei denen solche Hemmungen vorhanden waren, oft nur schwach zutage tretend, oft jedoch auch so stark das Wesen des Kindes beherrschend, daß sein Mitkommen im Unterrichtsgang der Klasse nicht möglich war und für diese Kinder eine besondere Hilfsklasse eingerichtet wurde, um die von Rudolf Steiner gegebenen Anweisungen und Ratschläge zur Seelenpflege dieser Kinder ausüben zu können.

Aus manchen Beobachtungen zeigte sich, daß man für solche Kinder in der Eurythmie etwas gegeben hatte, das mehr als alles andere zu ihnen drang, von ihnen unmittelbar ergriffen werden konnte. Und es entstand die Überlegung: Wäre es nicht möglich, Übungen zu finden, die jenem Geistigen, das sich so schwer in seinen Leib hineinverkörpern kann, dem aus dem Leiblichen so große Widerstände erstehen, entgegenkommen und ihm die physisch-leibliche Hülle besser formen, Bewegungs-Übungen, die die ätherischen Bildekräfte besser eindringen lassen und die plastisch-aufbauende Kraft des Organismus unterstützen? Aus dem innigen Konnex mit den sogenannten schwierigen Fällen, mit den zurückgebliebenen, den seelenpflegebedürftigen Kindern entstand der intensivste Wunsch, das hygienische, das heilende Element der Eurythmie zu suchen und zu erfassen. In wiederholten Gesprächen mit der an verschiedenen Orten Deutschlands als Eurythmistin tätigen Erna van Deventer-Wolfram ergab es sich, daß auch sie durch ihre Arbeit in stärkster Weise zu dieser heilenden Seite der Eurythmie hingeführt worden war. Nach einiger Überlegung entschlossen wir uns, Dr. Steiner um Anweisungen für eine solche Heil-Eurythmie zu bitten. Rudolf Steiner ging mit großer Bereitwilligkeit darauf ein und versprach uns, sich die Sache zu überlegen. Nach kurzer Zeit schon erhielten Frau van Deventer und ich die Aufforderung, im April nach Dornach zu kommen, wo er dem Ärztekursus am Goetheanum Vorträge über Heileurythmie anschließen wollte.

Und so wurde nun von Rudolf Steiner in den Tagen vom 12. bis 17. April 1921 das dritte Element der Eurythmie geschenkt und die anwesenden Ärzte und Eurythmisten durften erleben, wie sich ihnen eine ganze neue Welt von Heilmöglichkeiten erschloß, deren Fülle und Wirkungskraft, durch die Art, wie Rudolf Steiner es darstellte, sich wohl jedem Zuhörer unvergeßlich einprägte. Denn da, wo wir nur um einige Anleitung und Hinweise gebeten hatten, wurde eine geschlossen aufgebaute eurythmische Heilkunde gegeben, bei der man unmittelbar erlebte, wie auch heute noch im Wort Schöpferkraft Heilkraft wirkt, die der menschliche Leib in seinen Bewegungstendenzen erfassen kann. Es war oft nicht leicht, sich hineinzufinden, denn auch für die, die sich seit Jahren mit der eurythmischen Bewegungskunst vertraut gemacht hatten, war das, was Rudolf Steiner an Übungen teils selbst vormachte, teils von Frau van Deventer-Wolfram und mir vormachen ließ, durchaus neu und überraschend. Für die anwesenden Ärzte war es besonders schwierig, da die wenigsten bis dahin sich überhaupt mit Eurythmie befaßt hatten. Es wurden zwei Eurythmiekurse eingerichtet, in denen wir mit den Ärzten grundlegend Eurythmisches und das jeweils an dem Tage von Dr. Steiner im Heileurythmie-Vortrag Gegebene besprachen und praktisch übten.

Nun setzte ein geregeltes heileurythmisches Arbeiten an den verschiedensten Orten ein. Rudolf Steiner gab in den Kliniken in Arlesheim und Stuttgart und auch an der Waldorfschule noch manche Hinweise für das Anwenden der Heileurythmie in speziellen Fällen, er variierte selbst diese und jene Übung, er gab bestimmte Lautfolgen, die mit einzelnen Kranken geübt werden sollten, die seiner besonderen Beobachtung unterlagen. Diese Angaben bieten eine reiche Anregung für den Arzt und die Heileurythmistin, um aus ihnen das methodische, individuell gegliederte und auf sorgfältigster Beobachtung des Patienten beruhende Vorgehen im Behandeln des kranken Menschen zu erlernen.

Die eigentliche fest fundierte Grundlage des heileurythmischen Arbeitens ist in dem hier vorliegenden Kursus gegeben, wie dies ja aus Rudolf Steiners eigenen Worten eindeutig hervorgeht. Er wurde im Oktober 1922, diesmal von Ärzten, anläßlich einer medizinischen Woche in Stuttgart, gebeten, auch über Heileurythmie zu sprechen. Dieser Vortrag ist zusammen mit dem Kursus vom Jahre 1921 hier veröffentlicht. Rudolf Steiner sagt da gleich zu Beginn: «Es ist gewünscht worden, daß ich noch einiges in bezug auf unsere Heileurythmie sage. Im Grunde genommen ist das empirische Material für diese Heileurythmie ja von mir beim letzten Ärztekurs [siehe ‹Geisteswissenschaftliche Gesichtspunkte zur Therapie›, GA 313] in Dornach entwickelt worden, dargestellt worden, und es ist kaum notwendig, über das dazumal Gegebene hinauszugehen. Denn wenn es in entsprechender Weise verwertet wird, dann kann es ja wirklich sehr weittragende Bedeutung haben.»

Isabella de Jaager

Aus dem Nachwort zur 2. Auflage des Heileurythmie-Kurses, erschienen im Selbstverlag der Rudolf Steiner Nachlaßverwaltung, Dornach 1952, S. 107–108

Dem Leser wird bald klar werden, daß ohne ein gründliches Sichauseinandersetzen mit der Anthroposophie man mit diesem Heileurythmiekurs nicht sehr weit kommen kann. Ebenso wie bei der Kunsteurythmie ist auch die Quelle der Heileurythmie in der Anthroposophie zu suchen. Das lebendige Erfassen von Mensch und Welt ist die notwendige Grundlage zu ihrer Anwendung. Unter dieser Voraussetzung nur wird sie nie zum System werden oder zu etwas, was man abstrakt-intellektuell auffaßt und anwendet: eine Gefahr, die in unserer Zeit immer vorhanden ist. Die Heileurythmie erfordert ferner eine weitgehende Kenntnis der künstlerischen Eurythmie. Die Phantasiekräfte, das lockere Fließendwerden des ganzen Menschen sind die Vorbedingungen zur Anwendung dieser Therapie, bei der es gilt, den zu behandelnden Menschen künstlerisch zu erfassen. All die feinen und minutiösen Nuancen, die man braucht, um dem kranken Kind oder dem Erwachsenen zu helfen, fließen uns aus der Kunsteurythmie zu. Dort findet man immer neue Anregungen.

Es sei auch darauf aufmerksam gemacht, daß ein junger Mensch nicht ausschließlich Heileurythmie treiben sollte. Bis zum 28. Jahr muß der Mensch seiner Phantasie und seinen schöpferischen Kräften freien Lauf lassen können. Je mehr dies geschieht, desto besser wird er dann in der Heileurythmie Hingabe, Geduld und Einfühlungsvermögen entwickeln können. Es gilt hier, sich ganz dem kranken Menschen zu widmen und ihn mit künstlerischer Herzenswärme zu tragen.

Wie Rudolf Steiner auch im Kurs des öfteren erwähnt, sollte die Heileurythmie nie angewendet werden ohne eine gründliche ärztliche Diagnose. Je mehr ein Zusammenarbeiten mit dem behandelnden Arzt möglich ist, desto wirksamer wird die Heileurythmie sein.

Zu dieser Ausgabe

Die Heileurythmie als eigenständige Therapieform kommt seit Jahrzehnten in Krankenhäusern, Arztpraxen, Schulen und heilpädagogischen Einrichtungen zur Anwendung. Voraussetzung für die heileurythmische Arbeit ist die enge Zusammenarbeit mit Ärzten; dies gilt auch für Heileurythmisten, die als selbständige Therapeuten arbeiten.

Die Grundlage bilden die in diesem Band enthaltenen Vorträge sowie zahlreiche weitere Vorträge mit menschenkundlichen oder speziell auf medizinische Fragestellungen ausgerichteten Inhalten. Siehe hierzu die Übersicht am Schluß des Bandes S. 171. Kernstück des hier vorliegenden Bandes sind die ersten sechs Vorträge, die als sogenannter Heileurythmiekurs parallel zum zweiten Ärztekurs («Geisteswissenschaftliche Gesichtspunkte zur Therapie», GA 313) im Frühjahr 1921 in Dornach gehalten wurden. Der siebente Vortrag entspricht dem neunten des erwähnten Ärztekurses und wurde wegen seines engen inhaltlichen Bezuges zur Heileurythmie bereits in die zweite Auflage (1952) aufgenommen. Der achte Vortrag, im Rahmen einer «Medizinischen Woche» für Ärzte und Medizinstudenten am 28. Oktober 1922 in Stuttgart gehalten, war aus dem gleichen Grunde schon in die erste Auflage (1930) aufgenommen worden, ist jedoch innerhalb der Gesamtausgabe bislang nur im vorliegenden Band veröffentlicht.

Textgrundlagen

Die sechs Vorträge des Heileurythmiekurses sowie der Vortrag vom 18. April 1921, gehalten während des 2. Ärztekurses (GA 313), wurden von der Berufsstenografin Helene Finckh (1883–1960) mitstenografiert und in Klartext übertragen. Der Vortrag vom 28. Oktober 1922, gehalten während einer «Medizinischen Woche» in Stuttgart, wurde von namentlich nicht bekannten Zuhörern mitstenografiert und in Klartext übertragen. Originalstenogramme dieses Vortrages liegen nicht vor.

Für die früheren Auflagen dieser Vorträge wurde jeweils die Klartextübertragung einer gründlichen Durchsicht unterzogen und redaktionell bearbeitet, d. h., umständliche Satzgefüge wurden bereinigt, fehlende Worte ergänzt, Wiederholungen von Sätzen oder Satzteilen gestrichen und die Zeichensetzung sowie Rechtschreibung angepaßt. Bei den Vorarbeiten für die 3. Auflage 1966 (1. Auflage innerhalb der Gesamtausgabe) wurden aufgrund einiger problematischer Textstellen die Original-Stenogramme von Helene Finckh zur Prüfung hinzugezogen. – Die erste Auflage (Manuskriptdruck 1930) besorgte die Heileurythmistin Elisabeth Baumann-Dollfus, die zweite (1952) die Eurythmistin Isabella de Jaager und die dritte (1966) der Arzt Dr. med. Hans W. Zbinden. Die vierte Auflage war ein photomechanischer Nachdruck der dritten.

Auf Anregung von Dr. med. Kaspar Appenzeller (1927–1999) wurden für die 5. Auflage von Michel Schweizer zunächst erneut einzelne Textstellen mit dem Original-Stenogramm und der Übertragung in Klartext verglichen und korrigiert. Dieses Verfahren erwies sich jedoch als unzureichend, weshalb man sich entschlossen hat, die Stenogramme von Anfang bis Ende zu prüfen. Die nun vorliegende Textgestalt ist das Resultat einer wortwörtlichen Prüfung der Stenogramme sowie der Klartextübertragung. Sie wurde erstellt von Michaelis Messmer in Zusammenarbeit mit Dr. med. Wilburg Keller Roth und Walter Kugler. Sämtliche Abweichungen vom Stenogramm sowie Lücken oder unklare Stellen sind in Fußnoten oder in den Hinweisen zu der entsprechenden Seite nachgewiesen. Die *Hinweise* wurden erheblich erweitert, das *Sachwortregister* (ursprünglich erstellt von Gabriele Ohlschwang) und die *Inhaltsangaben* überarbeitet sowie eine Literaturübersicht hinzugefügt. Im Anschluß an den sechsten Vortrag wurden neu aufgenommen die Dankesworte von Dr. med. Friedrich Husemann.

Für die *6. Auflage 2021* wurden nach erneutem Vergleich mit den Textgrundlagen minimale Korrekturen an Wortlaut und Zeichensetzung vorgenommen. Abweichungen gegenüber der letzten Auflage gehen auf diesen Vergleich zurück und sind nicht einzeln nachgewiesen. Die *Notizbuchaufzeichnungen* Rudolf Steiners zum Kurs und die *Wandtafelzeichnungen* sind neu im Anhang des Bandes enthalten.

Tafelzeichnungen

Die Original-Wandtafelzeichnungen zum Heileurythmiekurs sind erhalten geblieben, da die Tafeln vor dem Vortrag mit Karton bespannt wurden. Nach dem Vortrag wurden die «Tafeln» datiert, die Kreide-Zeichnungen fixiert und aufbewahrt. Sie sind im Anhang sowie in der Rudolf Steiner Gesamtausgabe publiziert («Wandtafelzeichnungen zum Vortragswerk», Band XXII, GA K 58/22). Im laufenden Text wird jeweils durch Randvermerke auf die entsprechende Tafel hingewiesen. Bei den in den Text eingefügten Zeichnungen und Schemata handelt es sich – im Gegensatz zu früheren Auflagen, bei denen Nachzeichnungen von Assja Turgenieff und Hedwig Frey verwendet wurden – jeweils um originalgetreue Wiedergaben von Details der Original-Tafeln oder – wie im 5. und 7. Vortrag – von Zeichnungen aus dem Stenogrammblock, die von der Stenografin nach dem Tafelbild angefertigt worden waren. Die Bildbearbeitung erfolgte durch Priska Clerc. – Zu dem in Stuttgart gehaltenen Vortrag vom 28. Oktober 1922 existiert keine Original-Wandtafelzeichnung.

Hinweise zum Text

Sämtliche nachfolgend erwähnten Werke von Rudolf Steiner sind erschienen im Rudolf Steiner Verlag.

15 *Eurythmie als Kunst:* Siehe Rudolf Steiner, «Eurythmie – Die Offenbarung der sprechenden Seele», Ansprachen zu Eurythmie-Aufführungen, GA 277; «Die Entstehung und Entwickelung der Eurythmie», GA 277a; «Eurythmie als sichtbarer Gesang. Ton-Eurythmie-Kurs», GA 278; «Eurythmie als sichtbare Sprache. Laut-Eurythmie-Kurs», GA 279; «Eurythmie – Die neue Bewegungskunst der Gegenwart», hrsg. von Eva Froböse, Taschenbuch-Sonderausgabe, Dornach, 2. Aufl. 1991.

16 *Verständnis ... für den menschlichen Kehlkopf:* Siehe z. B. die Ansprache vor einer Eurythmieaufführung vom 2. Juni 1918, in «Eurythmie – Die Offenbarung der sprechenden Seele», GA 277, 3. Aufl. 1999, S. 24. Siehe auch den Vortrag vom 21. Mai 1907 in «Bilder okkulter Siegel und Säulen», GA 284, 3. Aufl. 1993, S. 67: «Die Kräfte in uns sind kondensierte göttliche Kräfte. Was früher durch das Wort geschaffen worden ist, ist jetzt umgesetzt in natürliche Formen. So wird im Laufe der Evolution der menschliche Kehlkopf Reproduktionsorgan werden [...] Was heute Sprachorgan ist, wird Hervorbringer von seinesgleichen werden. Der Kehlkopf ist das zukünftige, in die Geistigkeit hinaufgehobene Reproduktionsorgan; daher beim Manne jetzt schon die Parallele in der Geschlechtsentwickelung und der Kehlkopfentwickelung.»

16f. *metamorphosische Umänderung ... dieses goethehafte Anschauen:* Im zeitlich parallel zum Heileurythmiekurs verlaufenden Ärztekurs spricht Rudolf Steiner im Vortrag vom 16. April 1921 über Metamorphosen verschiedener Organe z. B. über die Lunge als «eine Metamorphose der Kopfgestaltung», in «Geisteswissenschaftliche Gesichtspunkte zur Therapie», GA 313, 5. Aufl. 2001, S. 100. Weitere Beispiele zur Metamorphose finden sich auch den Vorträgen «Allgemeine Menschenkunde als Grundlage der Pädagogik», GA 293, insbesondere im 10. Vortrag. Grundlegendes ist dargestellt in Rudolf Steiner, «Einleitungen zu Goethes Naturwissenschaftlichen Schriften», Kap. II «Die Entstehung der Metamorphosenlehre», GA 1. – Siehe auch Rudolf Steiners Eurythmieform zu Goethes Gedicht «Die Metamorphose der Pflanzen», in Rudolf Steiner, «Eurythmieformen», Bd. III, «Eurythmieformen zu Dichtungen von Johann Wolfgang von Goethe», GA K23/3, Dornach 1990, S. 41–52. – Ausführlich ist das Prinzip der Metamorphose dargestellt in «Goethes Naturwissenschaftliche Schriften», herausgegeben und kommentiert von Rudolf Steiner in Kürschners «Deutsche National-Litteratur» (1884–97), 5 Bde., Nachdruck Dornach 1975, GA 1a–1e. Bd. I «Bildung und Umbildung organischer Naturen». Dort heißt es in GA 1a, «Die Metamorphose der Pflanze», XVIII, 115: «Es mag nun die Pflanze sprossen, blühen oder Früchte bringen, so sind es doch immer dieselbigen Organe, welche in vielfältigen Bestimmungen und unter oft veränderten Gestalten die Vorschrift der Natur erfüllen. Dasselbe Organ, welches am Stengel als Blatt sich ausgedehnt und eine höchst mannigfaltige Gestalt angenommen hat, zieht sich nun im Kelche zusammen, dehnt sich im Blumenblatte wieder aus, zieht sich in den Geschlechtswerkzeugen zusammen, um sich als Frucht zum letztenmal auszudehnen.»

16 *Schilddrüse:* Siehe auch den Vortrag vom 28.2.1911, in «Exkurse in das Gebiet des Markus-Evangeliums», GA 124, 4. Aufl. 1995, S. 143 f. Dort heißt es unter anderem: «Die Anteilnahme, das lebendige Interesse an den Dingen wird untergraben, wenn

die Schilddrüse entfernt wird. Die Menschen werden teilnahmslos gemacht, und zwar so stark, daß sie ihren Verstand nicht anwenden können. Da haben Sie den feinen Unterschied zwischen der Anwendung eines Werkzeuges für den Verstand, wie es Gehirnpartien sind, und einem Werkzeuge, das es mit einer Drüse zu tun hat, wie es die Schilddrüse ist.»

19 *daß diese Bewegung ihre Reflexe erlebt in der Kehlkopforganisation:* Siehe Vortrag vom 21.9.1920 in «Erziehung und Unterricht aus Menschenerkenntnis. Meditativ erarbeitete Menschenkunde», GA 302a, 4. Aufl. 1993, S. 48f. Grundlegendes zur Kehlkopf-Entwicklung findet sich in «Die geistige Führung des Menschen und der Menschheit», GA 15, 10. Aufl. 1987, S. 13. Siehe auch 1. Hinweis zu S. 16.

20 *eine Fortsetzung der Atmung:* Über den Zusammenhang Kopf – Rhythmus siehe den Vortrag vom 28.12.1921 in «Die gesunde Entwickelung des Menschenwesens», GA 303, 4. Aufl. 1987, S. 108ff.; ferner den Vortrag vom 15.1.1917, in «Zeitgeschichtliche Betrachtungen», II. Teil, GA 174, 2. Aufl. 1983, S. 150–151, bzw. GA 173c, 5. Aufl. 2014, S. 87–89.

22 *es kann ja das dann morgen noch hier geübt werden:* Die Kursteilnehmerin Elisabeth Baumann berichtet hierüber: «Es wurden zwei Eurythmiekurse eingerichtet, in denen wir mit den Ärzten grundlegend Eurythmisches und das jeweils an dem Tage von Dr. Steiner im Heileurythmie-Vortrag Gegebene besprachen und praktisch übten.» Siehe im vorliegenden Band S. 137f.

23 *Waldorfpädagogik:* Auf Initiative von Emil Molt, dem Direktor der Waldorf-Astoria-Zigarettenfabrik, wurde im Herbst 1919 in Stuttgart eine Schule für die Kinder der Arbeiter der Zigarettenfabrik, die aber auch anderen Kindern offenstand, als einheitliche Volks- und Höhere Schule gegründet. Mit der Erarbeitung eines zukunftsorientierten pädagogischen Konzeptes sowie der Auswahl und Schulung der Lehrer wurde Rudolf Steiner betraut, der bereits 1884 die Befreiung des Erziehungswesens von jeglicher staatlicher Bevormundung gefordert und 1907 mit seinem Aufsatz «Die Erziehung des Kindes vom Gesichtspunkte der Geisteswissenschaft» die menschenkundlichen Grundlagen für eine entwicklungsbezogene Pädagogik und Erziehungskunst vorgelegt hat. Im Vorfeld der Schulgründung sowie in den Jahren danach hat Rudolf Steiner, der bis zu seinem Tod im März 1925 die Leitung der Waldorfschule innehatte, zahlreiche Schulungskurse für Lehrer durchgeführt sowie eine Fülle von Vorträgen für Eltern, Lehrer und Studenten im In- und Ausland gehalten. Diese sind innerhalb der Gesamtausgabe in mehr als 20 Bänden (GA 293–311) publiziert. Hilfreich für den Einstieg in die Pädagogik Rudolf Steiners oder auch für die Vertiefung ist der zweite, innerhalb der Reihe «Quellentexte für die Wissenschaften» erschienene Band «Texte zur Pädagogik. Anthroposophie und Erziehungswissenschaft», Rudolf Steiner Verlag, Dornach 2003, herausgegeben von Johannes Kiersch. – Die Stuttgarter Waldorfschule wurde zum Ausgangspunkt für viele weitere Schulgründungen weltweit. Die Eurythmie war dort obligatorisches Unterrichtsfach.

24 *man denkt auch mit seinem kleinen Finger und mit seiner großen Zehe:* Weiteres hierzu siehe in dem Vortrag vom 11. November 1923 in «Der Mensch als Zusammenklang des schaffenden, bildenden und gestaltenden Weltenwortes», GA 230, 7. Aufl. 1993, S. 205.

Auffassung geometrischer Figuren: Siehe den dritten Vortrag in «Allgemeine Menschenkunde als Grundlage der Pädagogik», GA 293, 9. Aufl. 1992, S. 56, bzw. 10. Aufl. 2019, S. 65.

24 *zwischen der großen Zehe und der nächsten Zehe einen kleinen Bleistift [Schreiben mit dem Fuß]:* Siehe «Heilpädagogischer Kurs», GA 317, 8. Aufl. 1995, S. 147/148: «In solchen Fällen wird ihm dann – und das ist auch eine Art Heileurythmie, wenn er lernt mit den Zehen zu schreiben – die Heileurythmie große Dienste leisten können.» Siehe ferner «Die Entstehung und Entwickelung der Eurythmie», GA 277a, 3. Aufl. 1998, S. 14.

Kopfschmerzen ... Verdauung: Siehe dazu den 4. Vortrag im Rahmen des zeitlich parallel gehaltenen Ärztekurses «Geisteswissenschaftliche Gesichtspunkte zur Therapie», GA 313, S. 71.

25 *indem Sie die rechte Augenachse mit der linken kreuzen:* Siehe hierzu auch die Fragenbeantwortung vom 11. März 1920 in «Die Vierte Dimension», GA 324a, 1. Aufl. 1995, S. 162f.

27 *das vokalische Prinzip ... wie aus der Geisteswissenschaft uns bekannt ist:* Über das Vokalische und Konsonantische als Ausdruck verschiedener Seelenstimmungen äußerte sich Rudolf Steiner bereits 1911 in seiner Schrift «Die geistige Führung des Menschen und der Menschheit», GA 15, 10. Aufl. 1987, S. 44f.: «In den atlantischen Zeiten empfanden die Menschen alle äußeren Eindrücke so, daß die Seele, wenn sie etwas Äußeres ausdrücken wollte mit einem Laut, gedrängt wurde zu einem Konsonanten. [...] Was man dagegen innerlich erlebte an Schmerz oder Freude, oder auch, was ein anderes Wesen empfinden konnte, das ahmte man nach im Vokal.» – Eine Erweiterung des hier Dargestellten findet sich im Vortrag vom 18.12.1921 in «Nordische und mitteleuropäische Geistimpulse», GA 209, 2. Aufl. 1982, S. 110ff.

28 *Frau Baumann:* Elisabeth Baumann-Dollfus (1895–1947). Eurythmistin. Seit 1913, zunächst als Schülerin, dann als ausübende Eurythmistin und Eurythmie-Lehrerin am Aufbau der Eurythmie beteiligt. Erste Eurythmielehrerin an der 1919 in Stuttgart gegründeten Freien Waldorfschule. Sie war auch am Zustandekommen des Heileurythmie-Kurses beteiligt. Siehe ihre Darstellung über den Kurs im Anhang des vorliegenden Bandes S. 136ff.

34 *Vokalübungen:* Siehe den Vortrag vom 9. Januar 1924, in «Meditative Betrachtungen und Anleitungen zur Vertiefung der Heilkunst», GA 316, 3. Aufl. 1987, S. 133f.; dort geht es u.a. um Übungen für Kinder mit der Veranlagung zum Stottern.

35f. *Migräneerscheinungen:* Ausführlich behandelt im Vortrag vom 5. April 1920 in «Geisteswissenschaft und Medizin», GA 312, 7. Aufl. 1999, S. 300f. bzw. 8. Aufl. 2020, S. 291f., sowie in «Grundlegendes für eine Erweiterung der Heilkunst», Kap. XX. 2: «Das Migräne-Mittel Biodoron», GA 27, 7. Aufl. 1991, S. 128f.

39 *Fräulein Wolfram:* Erna Wolfram-van Deventer (1894–1976). Eurythmistin. Zählte zu den ersten Eurythmie-Schülerinnen. Ihr Interesse an der therapeutischen Wirkung der Eurythmie war Anlaß für Rudolf Steiner, den Heileurythmie-Kurs zu halten. Sie war Jahrzehnte hindurch als Eurythmistin und Heileurythmistin tätig. Siehe auch ihre Darstellung über den Kurs im Anhang des vorliegenden Bandes S. 131ff.

39 *wenn das S ausgeführt wird:* Siehe «Die Entstehung und Entwickelung der Eurythmie», GA 277a, 3. Aufl. 1998, S. 21. Die Zeichnung dort entspricht exakt der im Heileurythmiekurs.

41 *in den Einleitungen zu eurythmischen Kunstvorstellungen:* Rudolf Steiner hat annähernd dreihundert Einführungen vor Eurythmieaufführungen gehalten, die mal

Grundsätzliches der Eurythmie, mal Näheres zu Einzelheiten (Lautbildung, einzelne Organe, Gliedmaßen, Verhältnis zu Tanz oder Pantomime, Verhältnis zur Plastik und Architektur) behandeln. – Eine Auswahl ist veröffentlicht in dem Band «Eurythmie. Die Offenbarung der sprechenden Seele», GA 277, sowie einige in «Die Entstehung und Entwickelung der Eurythmie», GA 277a. Eine vollständige Veröffentlichung der überlieferten Eurythmieansprachen ist in Vorbereitung.

43 *«Die Rätsel der Philosophie»:* Zunächst als zweibändiges Werk 1900/1901 unter dem Titel «Welt- und Lebensanschauungen im neunzehnten Jahrhundert» erschienen. 1914 erweitert um eine Vorgeschichte über abendländische Philosophie bis hin in die Gegenwart. GA 18, 9. Aufl. 1985.

44 *Blaselaute oder Stoßlaute:* Weitere Aspekte finden sich im Vortrag vom 2. Juli 1924, in «Eurythmie als sichtbare Sprache», GA 279, 5. Aufl. 1990, S. 130 ff., sowie im «Kursus über künstlerische Sprachbehandlung», in «Methodik und Wesen der Sprachgestaltung», GA 280, 4. Aufl. 1983, S. 68, und im Vortrag vom 6.9.1924, in «Sprachgestaltung und Dramatische Kunst», GA 282, 4. Aufl. 1981, S. 88ff. Zur Lautbildung siehe auch den Vortrag vom 18. August 1910 in «Die Geheimnisse der biblischen Schöpfungsgeschichte», GA 122, 6. Aufl. 1984, S. 59f.

45 *Die alleräußerste Einteilung ... der Laute:* Weiteres hierzu in den Kursen «Methodik und Wesen der Sprachgestaltung», GA 280, S. 57ff., sowie «Sprachgestaltung und Dramatische Kunst», GA 282, 18. Vortrag sowie die Vorträge vom 8., 9. und 10.8.1923, in «Gegenwärtiges Geistesleben und Erziehung», GA 307, 5. Aufl. 1986. – Siehe auch Agathe Lorenz-Poschmann, «Die Sprachwerkzeuge und ihre Laute», Philosophisch Anthroposophischer Verlag, Dornach 1983.

48 *Enttierung des Menschen:* Siehe den 11. Vortrag in «Geisteswissenschaft und Medizin», GA 312, 7. Aufl. 1999, S. 216, bzw. 8. Aufl. 2020, S. 208.

50 *der Kopf des Menschen, der ist ja ... eine Kugel:* Siehe hierzu auch den 10. Vortrag in «Allgemeine Menschenkunde als Grundlage der Pädagogik», GA 293, 9. Aufl. 1992, S. 146f. bzw. 10. Aufl. 2020, S. 155f.; ferner die Ausführungen in der Konferenz im Eurythmeum Stuttgart vom 30. April 1924, in «Die Entstehung und Entwickelung der Eurythmie», GA 277a, 3. Aufl. 1998, S. 140, sowie die Ausführungen in «Meditative Betrachtungen und Anleitungen zur Vertiefung der Heilkunst», GA 316, 3. Aufl. 1987, S. 174 und 231. Siehe auch den Vortrag vom 30.6.1924 in «Heilpädagogischer Kurs», GA 317, 8. Aufl. 1995, S. 77.

Wie aus der Mondenphase die Erdphase hervorgegangen ist: Siehe das Kapitel «Die Weltentwickelung und der Mensch», in «Die Geheimwissenschaft im Umriß», GA 13; siehe auch «Geistige Zusammenhänge in der Gestaltung des menschlichen Organismus», GA 218.

62 *ein Physiologe der Gegenwart:* Emil Abderhalden, 1877–1950. Schweizer Physiologe und physiologischer Chemiker. Von 1911 bis 1945 Professor an der Universität Halle a. d. Saale. Herausgeber des «Handbuch der biologischen Arbeitsmethoden». Grundlegende Arbeiten über Sozialhygiene und Sozialphysiologie. – Über seinen Aufenthalt in Dornach sowie seine Äußerung über den Turnunterricht, die Rudolf Steiner verschiedentlich auch in anderen Vorträgen erwähnt, ist nichts Näheres bekannt.

62 *dieses beseelte Turnen:* Siehe die Ansprachen zu Eurythmie-Aufführungen vom 17.10.1920 und 19.11.1920 in «Eurythmie. Die Offenbarung der sprechenden Seele», GA 277, 3. Aufl. 1999, S. 195 und 207. Über das Verhältnis Turnen – Eurythmie

äußert sich Rudolf Steiner ausführlich im Vortrag vom 13.6.1921, in «Menschenerkenntnis und Unterrichtsgestaltung», GA 302, 5. Aufl. 1986, S. 38ff.

67f. *Urteile ... Bejahung ... Verneinung ... Sympathie und Antipathie:* Siehe Vortrag vom 6.11.1921, in «Anthroposophie als Kosmosophie», GA 208, 3. Aufl. 1992, S.166ff. sowie grundlegend im 5. Vortrag in «Allgemeine Menschenkunde als Grundlage der Pädagogik», GA 293, 9. Aufl. 1999.

69 *Liebe ... Hoffnung:* Siehe den Vortrag «Glaube, Liebe, Hoffnung – drei Stufen des menschlichen Lebens», in «Das esoterische Christentum und die geistige Führung der Menschheit», GA 130, 4. Aufl. 1995.

70 *Migräne:* Siehe Hinweis zu S. 35.

71 *mannigfaltigste Ungeschicklichkeiten:* Siehe hierzu auch den Vortrag vom 6. 7. 1924, in «Heilpädagogischer Kurs», GA 317, 8. Aufl. 1995, S. 97.

laufen Sie so, und Sie so, aneinander vorbei und geben acht, daß Sie sich ja nicht anstoßen: Siehe dazu die Übung «Ich und Du», in «Die Entstehung und Entwickelung der Eurythmie», GA 277a, 3. Aufl. 1998, S. 28.

73 *gesundende Wirkung des Lachens:* Über das Lachen (und Weinen) hat Rudolf Steiner ausführlich gesprochen in seinem, im Architektenhaus in Berlin gehaltenen öffentlichen Vortrag vom 3.2.1910 «Lachen und Weinen», in «Metamorphosen des Seelenlebens», GA 59, 7. Aufl. 1984.

Gefühl der Verehrung: Eine ausführliche Darstellung über Aufgabe, Sinn und Bedeutung des Gefühls der Verehrung, der Devotion, gibt Rudolf Steiner in seinem Buch «Wie erlangt man Erkenntnisse der höheren Welten?», GA 10, 24. Aufl. 1993, S. 19ff. Siehe den Vortrag vom 28.10.1909 «Die Mission der Andacht», in «Metamorphosen des Seelenlebens – Pfade der Seelenerlebnisse», Teil I, GA 58, 5. Aufl. 1984, sowie den Vortrag vom 17.2.1910 «Das Wesen des Gebetes», in «Metamorphosen des Seelenlebens – Pfade der Seelenerlebnisse» Teil II, GA 59, 7. Aufl. 1984.

74 *dann wird der Ätherleib geschmeidig:* In seiner Ansprache anläßlich der ersten Eurythmie-Aufführung in München am 28.8.1913 spricht Rudolf Steiner davon, daß der Ätherleib tanzen soll. Siehe «Die Entstehung und Entwickelung der Eurythmie», GA 277a, 3. Aufl. 1998, S. 50.

gewöhnlichen Turnbewegungen: Siehe dazu die Konferenz an der Waldorfschule vom 1. März 1923, in «Konferenzen mit den Lehrern der Freien Waldorfschule in Stuttgart», GA 300b, 1. Aufl. 1975, S. 292ff., bzw. 5. Aufl. 2019, S. 425ff. – Siehe auch Hinweis zu S. 62.

75 *Wir haben ja selbst vor einigen Stunden solche Dinge angeführt:* Im dritten Vortrag, wo er über den Zusammenhang von Lautbildungen (O und E) und dem menschlichen Organismus spricht.

Fließ in seinem bekannten Buche: «Der Ablauf des Lebens. Grundlegung zur exakten Biologie», Leipzig und Wien 1906. Dort heißt es im Kapitel über Linkshändigkeit: «Das Wesentliche haben die Beobachter völlig übersehen: Daß nämlich bei linkshändigen Männern die sekundären weiblichen Sexualcharaktere, bei linkshändigen Frauen die sekundären männlichen Sexualcharaktere viel ausgeprägter sind als bei voll rechtshändigen Männern oder Weibern [...] Fragt man einen Mann, etwa einen Künstler, der durch seinen gesamten Habitus den Eindruck macht, aus dem ‹Zwischenreich› zu stammen, also viel Weibliches zu enthalten, fragt man ihn, ob er linkshändig sei, so wird man zuerst die sichere Antwort erhalten: keineswegs. Er besitze keine Spur davon. Der Mann hat auf seine Weise recht, denn er weiß von diesen Dingen nichts. Auch bestimmt eine dunkle Ahnung die Menschen, die Linkshändigkeit abzulehnen. ‹Linkisch› hat den Nebensinn des nicht ganz Vollwertigen. Läßt man sich aber seine beiden Hände zeigen, so bemerkt man häufig, daß die rechte mitnichten überwiegt, daß vielmehr die linke reichlich ebenso groß, vielleicht noch stärker entwickelt ist. Manchmal prägt sich das besonders in der Lage der Daumen aus.» (S. 439–441). Wilhelm Fließ (1858–1928) war Hals-Nasen-Ohrenarzt und Biologe in Berlin. Er wurde durch seine Lehre der Periodizität des Lebens und seine Beziehung zu Sigmund Freud bekannt. Die Briefe Sigmund Freuds an Fließ, herausgegeben von Jeffrey M. Masson, Frankfurt 1986, gelten als wichtige Dokumente im Zusammenhang mit der Entwicklung der Psychoanalyse.

77 *zwei Stunden rein ärztliche Stunden hintereinander:* Siehe den 8. und 9. Vortrag in «Geisteswissenschaftliche Gesichtspunkte zur Therapie», GA 313. Der 9. Vortrag vom 18.4.1921 ist auch im Anhang dieses Bandes veröffentlicht.

78 *Frau Dr. Steiner,* geb. von Sivers (Wlotzlawek / Rußland 1867–1948 Beatenberg / Schweiz). Studium der Rezitations- und Schauspielkunst in Petersburg und Paris. Seit 1902 engste Mitarbeiterin Rudolf Steiners. Sie war maßgebend beteiligt am Aufbau der Anthroposophischen Gesellschaft, der Entwicklung der Eurythmie, der Schauspielkunst und Sprachgestaltung am Goetheanum und des Philosophisch-Anthroposophischen Verlages. Daneben war sie auch als Übersetzerin, u. a. einiger Werke von Edouard Schuré, tätig.

«Über allen Gipfeln ist Ruh»: Gedicht von J. W. von Goethe.

der sinnerfüllte Wortzusammenhang: Siehe den Vortrag vom 18. 4. 1921, im vorliegenden Band S. 105: «Höre gut zu, bringe dir stark zum Bewußtsein den gehörten Laut, den gehörten Satzzusammenhang.»

80 *Wachstumskräfte:* Siehe auch «Grundlegendes für eine Erweiterung der Heilkunst», GA 27, 7. Aufl. 1991, 1. Kapitel, S. 12: «Es ist von der allergrößten Bedeutung zu wissen, daß die gewöhnlichen Denkkräfte des Menschen die verfeinerten Gestaltungs- und Wachstumskräfte sind. Im Gestalten und Wachsen des menschlichen Organismus offenbart sich ein Geistiges. Denn dieses Geistige erscheint dann im Lebensverlaufe als die geistige Denkkraft.» Siehe auch Vortrag vom 7.4.1920, in «Geisteswissenschaft und Medizin», GA 312, 7. Aufl. 1999, S. 340, bzw. 8. Aufl. 2020, S. 330f.

diese inneren Organe lernen dadurch besser atmen, besser verdauen: Siehe hierzu auch den 6. Vortrag im parallel gehaltenen Ärztekurs, in «Geisteswissenschaftliche Gesichtspunkte zur Therapie», GA 313.

82 *Organe für das rhythmische System:* Siehe hierzu auch den 3. Vortrag im parallel gehaltenen Ärztekurs, in «Geisteswissenschaftliche Gesichtspunkte zur Therapie», GA 313, S. 53, sowie den 16. und 18. Vortrag in «Geisteswissenschaft und Medizin», GA 312.

84 *Schlafzustand ... Gliedmaßen-Stoffwechselsystem:* Siehe hierzu auch den 2. Vortrag im parallel gehaltenen Ärztekurs, in «Geisteswissenschaftliche Gesichtspunkte zur Therapie», GA 313. Dort heißt es auf S. 43: «Denn teilweise, wenigstens für die Kopf- und Atmungsorganisation, trennt sich Ich und Astralleib im Schlafe vollständig von physischem Leib und Ätherleib – nicht für den Stoffwechselmenschen und Zirkulationsmenschen, da bleibt das drinnen. Es ist das nicht genau gesprochen,

wenn man sagt: Ich und Astralleib gehen heraus. Es ist eigentlich richtig so gesprochen – und ich habe es ja auch früher oftmals, schon vor vielen Jahren angedeutet –, daß man sagt: Im Schlafe gehen für die Hauptesorganisation Ich und astralischer Leib heraus aus physischem Leib und Ätherleib, aber in der Stoffwechsel- und Zirkulationsorganisation durchdringen sie ihn dadurch viel mehr.»

86 *was nun plastisch wirkt in der Kopforganisation:* Siehe auch die Vorträge vom 22. und 23.4.1924, in «Meditative Betrachtungen und Anleitungen zur Vertiefung der Heilkunst», GA 316.

Heilkräfte in bezug auf die Kopforganisation: Rudolf Steiner veranschaulicht dieses Thema anhand seiner Erfahrungen als Hauslehrer und Erzieher im Vortrag vom 1.7.1924, in «Heilpädagogischer Kurs», GA 317, 8. Aufl. 1995, S. 95f.

verstärkte Metamorphose der Konsonanten ... in den letzten Tagen: Siehe 4. Vortrag im vorliegenden Band.

87 *Wesen der Außenwelt:* Über den Zusammenhang zwischen Mensch und Kosmos durch Atem- und Schlafrhythmus siehe «Geisteswissenschaft und Medizin», GA 312, S. 126f., bzw. 8. Aufl. 2020, S. 123f.: «Die Herzbewegungen sind nicht nur ein Abdruck desjenigen, was im Menschen geschieht, sondern durchaus auch ein Abdruck außermenschlicher Verhältnisse.»

die Organe verlieren ihre plastische Kraft: Siehe auch die Vorträge vom 20. und 22.11.1922, in «Geistige Zusammenhänge in der Gestaltung des menschlichen Organismus», GA 218, 3. Aufl. 1992. Siehe auch 1. Hinweis zu S. 86.

88 *das schwedische Turnen:* Eine von dem schwedischen Dichter Pehr Henrik Ling (1776–1839) entwickelte Form des Turnens zu Heilzwecken. Als das Turnen im 18. Jahrhundert in verschiedenen europäischen Ländern nach und nach fester Bestandteil der Erziehung wurde, lehnte man sich zunächst an die Ideale des antiken Griechenlands an, weshalb zunächst der Begriff Gymnastik verwendet wurde. Daher spricht man auch von der schwedischen (Heil-)Gymnastik. Diese unterscheidet grundsätzlich drei Bewegungsarten: die aktive, bei welcher der Kranke, zumeist in liegender Stellung, allein die Bewegungen ausführt; ferner die halbaktive oder duplizierte, bei der den Bewegungen des Kranken durch eine zweite Person mal ein stärkerer, mal ein schwächerer Widerstand entgegengebracht wird; und schließlich die passive, welche nicht der Kranke, sondern der Therapeut am Körper des Kranken vornimmt und welche zumeist mit knetenden, klopfenden oder streichenden Manipulationen (Massage) verbunden wird. Lit. P. H. Ling, «Allgemeine Begründung der Gymnastik» (1840), dt. von Maßmann, Magdeburg 1847.

90 *deshalb stellt sich auch das Eurythmisieren in den Gesamtunterricht:* Die Eurythmie war ein obligatorisches Unterrichtsfach an der Waldorfschule. Siehe den Hinweis zu S. 23 sowie die Literaturübersicht auf S. 171.

91 *Dankesworte von Dr. med. Friedrich Husemann:* Friedrich Husemann (1887–1959), Facharzt für Psychiatrie. Mitglied der Theosophischen- bzw. Anthroposophischen Gesellschaft seit 1910. War von 1921-1924 als Arzt am Klinisch-Therapeutischen Institut in Stuttgart tätig. Gründete 1925 ein Sanatorium in Freiburg-Günterstal, ab 1930 in Wiesneck.

96 *die gesamte Metallität der Erde:* Siehe den Vortrag vom 26.3.1920, in «Geisteswissenschaft und Medizin», GA 312, 7. Aufl. 1999, S. 124 und 130, bzw. 8. Aufl. 2020, S. 127.

97 *Gegensatz zwischen den Schiebekräften des Magnesiums, zwischen den Fluorkräften:* Siehe hierzu auch die Vorträge vom 1., 5. u. 6. April 1920, in «Geisteswissenschaft und Medizin», GA 312, 7. Aufl. 1999, S. 241 f. und 310 ff., bzw. 8. Aufl. 2020, S. 231 f. und 301 ff.

100 *den Menschen, aus dem Kosmos heraus sich gestaltend:* Ausführlich behandelt im Vortrag vom 23.4.1924, in «Meditative Betrachtungen und Anleitungen zur Vertiefung der Heilkunst», GA 316.

eine Art Durchträumen: In früheren Ausgaben hieß es «durchströmen». Die stenografischen Zeichen lassen beide Interpretationen zu. Die Version «Durchträumen» liegt deshalb näher, weil Rudolf Steiner im gleichen Satz auf den Vortrag vom Vortag (siehe S. 85) verweist.

104 *Mechthild von Magdeburg,* um 1207–1282. Erste bekannte Mystikerin, die in deutscher Sprache geschrieben hat. Aufgewachsen in einer wohlhabenden Familie, wendete sie sich, nachdem sie als Zwölfjährige ihre erste tiefgehende Gotteserfahrung hatte, um 1230 einem asketischen Leben zu und schloß sich den Beginen in Marburg an. Um 1270 ging sie ins Kloster Helfta und vollendete dort ihr 1250 begonnenes, wichtigstes Werk «Ein fließendes Licht der Gottheit», in dem sie auch den Reichtum einiger Kleriker sowie das Domkapitel kritisierte, was ihr große Schwierigkeiten einbrachte. Zu ihren bekanntesten Gedichten in dem oben genannten Werk gehört «Ich kann nicht tanzen, o Lord, es sei denn sie führen mich.» – Siehe auch Rudolf Steiners Ausführungen in «Das Zusammenwirken von Ärzten und Seelsorgern. Pastoral-Medizinischer Kurs», GA 318, 4. Aufl. 1994, S. 65 f. und 90.

heilige Therese: Teresa von Ávila, 1515-1582, spanische Mystikerin und Karmeliterin. Ihre Lehre von der Vollkommenheit, von der mystischen Vermählung mit Gott ist in mehreren Schriften niedergelegt. In enger Verbindung mit Johannes vom Kreuz (1542–1591) reformierte sie unter großen Schwierigkeiten den Karmeliterorden. 1622 wurde sie heiliggesprochen. – Siehe auch Rudolf Steiners Ausführungen in «Das Zusammenwirken von Ärzten und Seelsorgern. Pastoral-Medizinischer Kurs», GA 318, 4. Aufl. 1994, S. 32 ff.

105 *Vererbung:* Siehe auch den 1. und 2. Vortrag in «Heilpädagogischer Kurs», GA 317. Zahlreiche weitere Äußerungen über «Vererbung» im Werk Rudolf Steiners lassen sich erschließen mit Hilfe des «Register zur Rudolf Steiner Gesamtausgabe», Band Sachwortregister A–L, unter dem Oberbegriff «Anthropologie» und dort unter dem Unterbegriff «Vererbung», Rudolf Steiner Verlag, 2. Aufl. 1998, S. 25 ff.

106 *Nietzsche-Sphäre, in das «Jenseits von Gut und Böse»:* «Jenseits von Gut und Böse. Vorspiel einer Philosophie der Zukunft» erschien 1885/86. In seiner Vorrede zur ersten Auflage seines Buches «Friedrich Nietzsche, ein Kämpfer gegen seine Zeit» (GA 5) schreibt Rudolf Steiner: «Als ich vor sechs Jahren die Werke Friedrich Nietzsches kennen lernte, waren in mir bereits Ideen ausgebildet, die den seinigen ähnlich sind. Unabhängig von ihm und auf anderen Wegen als er, bin ich zu Anschauungen gekommen, die im Einklang stehen mit dem, was Nietzsche in seinen Schriften ‹Zarathustra›, ‹Jenseits von Gut und Böse›, ‹Genealogie der Moral› und ‹Götzendämmerung› ausgesprochen hat. Schon in meinem 1886 erschienenen kleinen Buche ‹Erkenntnistheorie der Goetheschen Weltanschauung› kommt dieselbe Gesinnung zum Ausdruck wie in den genannten Werken Nietzsches.»

Atemübungen ... Hatha-Yoga: Eine grundlegende Darstellung über die von Rudolf Steiner gegebenen Übungen zur Rhythmisierung des Atems und deren Unterschied zu Atemübungen, wie sie im alten orientalischen Yoga praktiziert wurden, gibt Rudolf Steiner in seinem Vortrag vom 27.5.1922, in «Menschliches Seelenleben und Geistesstreben», GA 212, 2. Aufl. 1998. Siehe auch den Vortrag vom 30.11.1919 in «Die Sendung Michaels», GA 194, 3. Aufl. 1983. – Siehe auch Hella Wiesbergers ausführlichen Kommentar, «Zu den Atemübungen», in «Seelenübungen mit Wort- und Sinnbild-Meditationen», GA 267, 2. Aufl. 2001, S. 519ff.

109 *was wir hier versuchten, in Gedanken zunächst anzuregen:* Im Anschluß an den Vortrag bedankte sich im Namen der Kursteilnehmer Professor Dr. med. et Dr. med. dent. Oskar Römer mit folgenden Worten: Hochverehrter Herr Dr. Steiner! Wenn ich heute im Namen der hier versammelten Ärzte und Studierenden Ihnen unseren innigsten Dank ausspreche für alles, was Sie wieder an Offenbarungen und Weisheitsgütern uns mitgeteilt haben, die eine wertvolle Erweiterung, Bereicherung und – ich möchte sagen – Beleuchtung desjenigen sind, was Sie uns im vorjährigen Ärzte-Kursus gegeben haben, so soll dieser Dank nicht bloß in Worten bestehen, die wieder wie der Schall verwehen und verhallen, sondern es soll ein Dank sein, der sich durch Taten ausdrückt, durch Taten, indem wir einerseits selbst dasjenige, was Sie uns gegeben haben, mit größtem Fleiß, mit größtem Ernste durcharbeiten und es vergleichen mit allem, was die äußere Wissenschaft uns an Beobachtungsmaterial gibt, und daß wir es andererseits hinaustragen ins praktische Leben. Da können wir es einfließen lassen in den Unterricht als Lehrer, wir können es einfließen lassen in die ärztliche Praxis als Ärzte, und wir können versuchen, dafür die weiteren, die anderen ärztlichen Kollegen zu interessieren. Dazu gehört aber zweierlei: dazu gehört erstens der richtige Mut und zweitens die richtige Klugheit, der richtige Takt. Denn wir dürfen diese Weisheitsgüter nicht wahllos ausbreiten wollen. Wir müssen aufpassen, aufmerksam sein, ob auch das, was wir einem anderen mitteilen wollen, auf einen fruchtbaren Boden fällt. Nicht vor die Säue werfen sollen wir diese Perlen der Weisheit. Ich möchte sagen, wir müssen da klug sein wie die Schlangen und ohne Falsch wie die Tauben. Wir müssen die Wahrheit vertreten. Wir müssen wahr sein gegen uns, wir müssen wahr sein gegen andere, wir müssen aber auch wahr sein gegenüber Herrn Dr. Steiner, und wir müssen den Mut aufbringen, unerschrocken aufzutreten und nicht feige den Mund zu halten, wenn Herr Dr. Steiner angegriffen, beleidigt und angepöbelt wird. Wir müssen aber dazu uns gewissermaßen erziehen. Wir müssen die Kraft, wir müssen die Fähigkeit in uns selber erwecken, in sachgemäßer, in richtiger Weise das unter die Menschen zu bringen. Wir müssen in richtiger Weise darauf hindeuten, wie dasjenige, was uns Herr Dr. Steiner gibt, ja viel großartiger ist und viel bedeutender ist als alles das, was wir aus den äußeren Wissenschaften gewinnen können. Nicht verleugnen dürfen wir, daß wir Schüler des Herrn Dr. Steiner sind. Und da können uns zur Warnung dienen die Worte, die Christus zu Petrus gesagt hat: Ehe der Hahn zweimal krähet, wirst du mich dreimal verleugnet haben. Wir wollen nicht verleugnen unseren Meister. Das wollen wir geloben. Und in diesem Sinne danke ich Ihnen, hochverehrter Herr Doktor Steiner, nochmals von ganzem Herzen, daß Sie sich bereit erklärt haben, trotz Ihrer sonstigen ungeheuren Arbeit, uns wieder diese Weisheitsschätze zu spenden.

Dr. med. et Dr. med. dent. *Oskar Römer* (1866–1952), Professor für Zahnheilkunde, zunächst in Straßburg, dann in Leipzig (1918–1934), wo er 1920 Ordinarius, 1925 Dekan und 1928 Rektor war. Mit Rudolf Steiner bekannt seit etwa 1908. Mitglied der Theosophischen- bzw. Anthroposophischen Gesellschaft seit 1910. Veröffentlichte 1921 eine Schrift «Über die Zahnkaries mit Beziehung auf die Ergebnisse der Geistesforschung Dr. Rudolf Steiners», Stuttgart 1921.

110 *beim letzten Ärztekurs in Dornach:* Hierbei handelt es sich um den parallel zum Heileurythmie-Kurs gehaltenen Vortragszyklus für Ärzte und Medizinstudenten «Geisteswissenschaftliche Gesichtspunkte zur Therapie», gehalten vom 11. bis 18. 4. 1921, GA 313, 5. Aufl. 2001.

113 *Moriz Benedikt,* 1835–1920. Österreichischer Arzt. Zusammen mit Cesare Lombroso (1836–1909) begründete er die Kriminalanthropologie. Zum Alkoholproblem siehe Moriz Benedikt «Aus meinem Leben. Erinnerungen und Erörterungen», Wien 1906, Kap. IX. 1 «Die Alkoholisten- und Abstinenzfragen», S. 404 ff. Ausführlicher spricht Rudolf Steiner über Moriz Benedikt im Vortrag vom 5.11.1921, in «Anthroposophie als Kosmosophie», GA 208, 3. Aufl. 1992, S. 151 ff. – Werke u. a.: «Zur Psychophysik der Moral und des Rechts», Wien 1875; «Die Seelenkunde des Menschen als reine Erfahrungswissenschaft», Leipzig 1895; «Das biomechanische (neo-vitalistische) Denken in der Medizin und in der Biologie», Jena 1893; «Hypnotismus und Suggestion», Wien 1894.

116 *die zweiten Zähne [Zahnbildungsprozeß]:* Ausführlich in «Geisteswissenschaft und Medizin», GA 312, Ende 12. Vortrag, sowie 16. und 17. Vortrag.

118 *Nierenaffektion:* Siehe auch den Vortrag vom 28.10.1922, in «Physiologisch-Therapeutisches auf Grundlage der Geisteswissenschaft», GA 314, S. 153 ff. zentrifugale ... wie zentripetal zu nennende Dynamik: Siehe auch die Vorträge vom 28. und 29. August 1920, in «Geisteswissenschaft als Erkenntnis der Grundimpulse sozialer Gestaltung», GA 199, 2. Aufl. 1985. Siehe ferner den Vortrag vom 22.10.1922 in «Geistige Zusammenhänge in der Gestaltung des menschlichen Organismus», GA 218, 3. Aufl. 1992, S. 73 f., sowie die Fragenbeantwortung vom 24.4.1924 in «Meditative Betrachtungen und Anleitungen zur Heilkunst», GA 316, 4. Aufl. 2003, S. 230 ff.

123 *Bei den beiden Symptomkomplexen, die ich vorhin in der andern Stunde dargelegt habe:* Siehe den am gleichen Tag (28.10.1922) vor Ärzten gehaltenen Vortrag in «Physiologisch-Therapeutisches auf Grundlage der Geisteswissenschaft», GA 314, 3. Aufl. 1989, S. 148 ff.

131 *Dr. Roman Boos* (Zürich 1889–1952 Arlesheim). Jurist, Herausgeber der Monatsschrift «Soziale Zukunft» (1919) und der «Sozialwissenschaftlichen Korrespondenz» in den dreißiger Jahren. Aktiver Vertreter der Anthroposophie und der Idee der Sozialen Dreigliederung. Neben seiner regen Vortragstätigkeit veröffentlichte er zahlreiche Schriften, u. a. «Der Gesamtarbeitsvertrag nach Schweizerischem Recht», München 1916, «Neugeburt des deutschen Rechts», München und Berlin 1934.

132 *Hilfsklasse von Dr. Schubert:* Dr. Karl Schubert (Wien 1889–1949 Stuttgart) wurde 1920 von Rudolf Steiner zur Leitung der Hilfsklasse (Förderklasse) an die Waldorfschule Stuttgart berufen. Engagierte sich später bei der Begründung mehrerer heilpädagogischer Institute in Deutschland und in anderen Ländern.

H. A. R. van Deventer: Hendrik van Deventer, gest. 1926, studierte Medizin in Utrecht und war – zusammen mit seiner Verlobten, der Eurythmistin Erna Wolfram, und deren Kollegin Elisabeth Baumann-Dollfus – am Zustandekommen des Heileurythmie-Kurses beteiligt.

139 *Isabella de Jaager* (1892–1979), Eurythmistin und Heileurythmistin, ab 1928 Leiterin der Eurythmieschule am Goetheanum. Gründungsmitglied der Rudolf Steiner Nachlassverwaltung und Herausgeberin der 2. Aufl. des Heileurythmie-Kurses und des Lauteurythmie-Kurses, GA 279.

Namenregister

* = ohne namentliche Nennung im Text
ohne Vorwort und Anhang

Sachregister

= siehe auch

B

C

D

E

H

L

M

Q

R

S

T

U

V

W

X

Y

Z

Literatur zum Thema aus dem Werk Rudolf Steiners

Schriften und Vorträge, erschienen in der
Rudolf Steiner Gesamtausgabe (GA)

GA

Medizin

27 Grundlegendes für eine Erweiterung der Heilkunst nach geisteswissenschaftlichen Erkenntnissen
312 Geisteswissenschaft und Medizin
313 Geisteswissenschaftliche Gesichtspunkte zur Therapie
314 Physiologisch-Therapeutisches auf Grundlage der Geisteswissenschaft
316 Meditative Betrachtungen und Anleitungen zur Vertiefung der Heilkunst
319 Anthroposophische Menschenerkenntnis und Medizin

Heilpädagogik

317 Heilpädagogischer Kurs

Pädagogik / Menschenkunde

293 Allgemeine Menschenkunde als Grundlage der Pädagogik
299 Geisteswissenschaftliche Sprachbetrachtungen
302 Menschenerkenntnis und Unterrichtsgestaltung
303 Die gesunde Entwickelung des Menschenwesens

Eurythmie

277 Eurythmie – Die Offenbarung der sprechenden Seele
277a Die Entstehung und Entwickelung der Eurythmie
278 Eurythmie als sichtbarer Gesang
279 Eurythmie als sichtbare Sprache

Sprache

280 Methodik und Wesen der Sprachgestaltung
281 Die Kunst der Rezitation und Deklamation
282 Sprachgestaltung und Dramatische Kunst

Musik

283 Das Wesen des Musikalischen und das Tonerlebnis im Menschen

Geisteswissenschaft

1 Einleitungen zu Goethes Naturwissenschaftlichen Schriften
15 Die geistige Führung des Menschen und der Menschheit
21 Von Seelenrätseln
30 Methodische Grundlagen der Anthroposophie
58 Metamorphosen des Seelenlebens – Pfade der Seelenerlebnisse. 1. Teil
59 Metamorphosen des Seelenlebens – Pfade der Seelenerlebnisse. 2. Teil
218 Geistige Zusammenhänge in der Gestaltung des menschlichen Organismus

Bibliographischer Nachweis bisheriger Ausgaben

1. Auflage, Manuskriptdruck, Sieben Vorträge, 12.–17. April 1921 und 28. Oktober 1922, Philosophisch-Anthroposophischer Verlag am Goetheanum, Dornach 1930. Textredaktion: Elisabeth Baumann; Anhang Elisabeth Baumann in Zusammenarbeit mit Hans Altenmüller

2. Auflage, Manuskriptdruck, erweitert um den Vortrag vom 18. April 1921, Selbstverlag der Rudolf Steiner Nachlassverwaltung, Dornach 1952
   Textredaktion: Isabella de Jaager

Rudolf Steiner Gesamtausgabe:

3. Auflage, neu bearbeitet, Rudolf Steiner Verlag, Dornach 1966
   Herausgegeben durch Hans W. Zbinden

4. Auflage, unveränderter Nachdruck, Rudolf Steiner Verlag, Dornach 1981
   Herausgegeben durch Hella Wiesberger

5. Auflage, überarbeitet, Rudolf Steiner Verlag, Dornach 2003
   Herausgegeben durch Walter Kugler und Michaelis Messmer, unter Mitarbeit von Wilburg Keller Roth

RUDOLF STEINER GESAMTAUSGABE

Gliederung nach: Rudolf Steiner – Das literarische und künstlerische Werk. Eine bibliografische Übersicht (Bibliografie-Nrn. *kursiv* in Klammern)

A. SCHRIFTEN

I. Werke

Goethes Naturwissenschaftliche Schriften, eingeleitet und kommentiert von R. Steiner, 5 Bände, 1884–97, Nachdruck 1975, *(1a–e)*; sep. Ausgabe der Einleitungen, 1925 *(1)*

Editorische Nachworte zu Goethes naturwissenschaftlichen Schriften in der Weimarer Ausgabe, 1891–1896 *(1f)*

Grundlinien einer Erkenntnistheorie der Goetheschen Weltanschauung, 1886 *(2)*

Wahrheit und Wissenschaft. Vorspiel einer ‹Philosophie der Freiheit›, 1892 *(3)*

Die Philosophie der Freiheit. Grundzüge einer modernen Weltanschauung, 1894 *(4)*

Friedrich Nietzsche, ein Kämpfer gegen seine Zeit, 1895 *(5)*

Goethes Weltanschauung, 1897 *(6)*

Die Mystik im Aufgange des neuzeitlichen Geisteslebens und ihr Verhältnis zur modernen Weltanschauung, 1901 *(7)*

Das Christentum als mystische Tatsache und die Mysterien des Altertums, 1902 *(8)*

Theosophie. Einführung in übersinnliche Welterkenntnis und Menschenbestimmung, 1904 *(9)*

Wie erlangt man Erkenntnisse der höheren Welten?, 1904/05 *(10)*

Aus der Akasha-Chronik, 1904–08 *(11)*

Die Stufen der höheren Erkenntnis, 1905–08 *(12)*

Die Geheimwissenschaft im Umriss, 1910 *(13)*

Vier Mysteriendramen: Die Pforte der Einweihung – Die Prüfung der Seele – Der Hüter der Schwelle – Der Seelen Erwachen, 1910–13 *(14)*

Die geistige Führung des Menschen und der Menschheit, 1911 *(15)*

Anthroposophischer Seelenkalender, 1912 *(in 40)*

Ein Weg zur Selbsterkenntnis des Menschen, 1912 *(16)*

Die Schwelle der geistigen Welt, 1913 *(17)*

Die Rätsel der Philosophie in ihrer Geschichte als Umriss dargestellt, 1914 *(18)*

Vom Menschenrätsel, 1916 *(20)*

Von Seelenrätseln, 1917 *(21)*

Goethes Geistesart in ihrer Offenbarung durch seinen Faust und durch das Märchen von der Schlange und der Lilie, 1918 *(22)*

Die Kernpunkte der sozialen Frage in den Lebensnotwendigkeiten der Gegenwart und Zukunft, 1919 *(23)*

Aufsätze über die Dreigliederung des sozialen Organismus und zur Zeitlage, 1915–21 *(24)*

Drei Schritte der Anthroposophie: Philosophie, Kosmologie, Religion 1922 *(25)*

Anthroposophische Leitsätze, 1924/25 *(26)*

Grundlegendes für eine Erweiterung der Heilkunst nach geisteswissenschaftlichen Erkenntnissen, 1925. Von Dr. R. Steiner und Dr. I. Wegman *(27)*

Mein Lebensgang, 1923–25 *(28)*

II. Gesammelte Aufsätze

Aufsätze zur Dramaturgie, 1889–1901 *(29)* – Methodische Grundlagen der Anthroposophie, 1884–1901 *(30)* – Aufsätze zur Kultur- und Zeitgeschichte, 1887–1901 *(31)* – Aufsätze zur Literatur, 1886–1902 *(32)* – Biografien und biografische Skizzen, 1894–1905 *(33)* – Aufsätze aus «Lucifer – Gnosis», 1903–1908 *(34)* – Philosophie und Anthroposophie, 1904–1918 *(35)* – Aufsätze aus «Das Goetheanum», 1921–1925 *(36)* – Schriften zur Geschichte der anthroposophischen Bewegung und der anthroposophischen Gesellschaft 1902–1925 *(37)*

III. Veröffentlichungen aus dem Nachlass

Briefe – Wahrspruchworte – Bühnenbearbeitungen – Entwürfe zu den vier Mysteriendramen, 1910–1913 – Anthroposophie. Ein Fragment – Gesammelte Skizzen und Fragmente – Aus Notizbüchern und -blättern *(38–47)*

B. DAS VORTRAGSWERK

I. Öffentliche Vorträge

Die Berliner öffentlichen Vortragsreihen, 1903/04 bis 1917/18 *(51–67)* – Öffentliche Vorträge, Vortragsreihen und Hochschulkurse an anderen Orten Europas, 1889–1924 *(68–84)*

II. Vorträge vor Mitgliedern der Anthroposophischen Gesellschaft

Vorträge und Vortragszyklen allgemein-anthroposophischen Inhalts – Christologie und Evangelien-Betrachtungen – Geisteswissenschaftliche Menschenkunde – Kosmische und menschliche Geschichte – Die geistigen Hintergründe der sozialen Frage – Der Mensch in seinem Zusammenhang mit dem Kosmos – Karma-Betrachtungen *(87–244)* – Vorträge und Schriften zur Geschichte der anthroposophischen Bewegung und der Anthroposophischen Gesellschaft – Veröffentlichungen zur Geschichte und aus den Inhalten der esoterischen Lehrtätigkeit *(250–270)*

III. Vorträge und Kurse zu einzelnen Lebensgebieten

Vorträge über Kunst: Allgemein-Künstlerisches – Eurythmie – Sprachgestaltung und Dramatische Kunst – Musik – Bildende Künste – Kunstgeschichte – *(271–292)* – Vorträge über Erziehung *(293–311)* – Vorträge über Medizin *(312–319)* – Vorträge über Naturwissenschaft *(320–327)* – Vorträge über das soziale Leben und die Dreigliederung des sozialen Organismus *(328–341)* – Vorträge und Kurse über christlich-religiöses Wirken *(342–346)* – Vorträge für die Arbeiter am Goetheanumbau *(347–354)*

C. DAS KÜNSTLERISCHE WERK

Originalgetreue Wiedergaben von malerischen und grafischen Entwürfen und Skizzen Rudolf Steiners in Kunstmappen oder als Einzelblätter. Entwürfe für die Malerei des Ersten Goetheanum – Schulungsskizzen für Maler – Programmbilder für Eurythmie-Aufführungen – Eurythmieformen – Entwürfe zu den Eurythmiefiguren – Wandtafelzeichnungen zum Vortragswerk, u. a.

Die Bände der Rudolf Steiner Gesamtausgabe sind innerhalb einzelner Gruppen einheitlich ausgestattet. Jeder Band ist einzeln erhältlich.

Zum Werk Rudolf Steiners

Rudolf Steiner (1861–1925), der zunächst als Philosoph, Publizist und Pädagoge tätig war, entfaltete ab Beginn des 20. Jahrhunderts eine umfassende kulturelle und soziale Aktivität und begründete eine moderne Wissenschaft des Geistes, die Anthroposophie. Sein umfangreiches Werk umfasst Schriften und Abhandlungen, Aufzeichnungen und Briefe, künstlerische Entwürfe und Modelle sowie Textunterlagen von etlichen tausend Vorträgen in Form von Hörermitschriften.

Seit dem Tod von Marie Steiner-von Sivers (1867–1948), der Lebensgefährtin Rudolf Steiners, wird sein literarischer und künstlerischer Nachlass durch die von ihr begründete *Rudolf Steiner Nachlassverwaltung* betreut. In dem dafür aufgebauten *Rudolf Steiner Archiv* wird seither an der Erhaltung, Erschließung und Herausgabe der vorhandenen Unterlagen gearbeitet. Die Buchausgaben erscheinen im *Rudolf Steiner Verlag.*

Schwerpunkt der Herausgabetätigkeit ist die seit 1955/56 erscheinende Rudolf Steiner Gesamtausgabe (GA, siehe die Übersicht in diesem Buch). Sie umfasst inzwischen über 350 Bände und zusätzlich Veröffentlichungen aus dem künstlerischen Werk. Dazu kommen zahlreiche Einzel-, Sonder- und Taschenbuchausgaben und andere begleitende Veröffentlichungen. Die Ausgaben werden durch fachlich kompetente Herausgeber anhand der im Archiv vorhandenen Unterlagen ediert und durch Hinweise, Register usw. ergänzt. Vielfach werden bei Neuauflagen die Texte nochmals anhand der Quellen überprüft.

Noch liegt die Gesamtausgabe nicht vollständig vor; viele Archivunterlagen bedürfen zudem der editionsgerechten Aufbereitung. Dies ist mit einem hohen zeitlichen und finanziellen Aufwand verbunden, der durch den Absatz der Bücher nicht finanziert werden kann, sondern durch Unterstützungsbeiträge gedeckt werden muss. Dies gilt ebenso für die vielen anderen Arbeitsbereiche des Archivs, das keinerlei öffentliche Zuschüsse erhält. Damit das Archiv seine Aufgaben als Zentrum für die Erhaltung, Erschließung, Edition und Präsentation des Werkes von Rudolf Steiner auch in Zukunft erfüllen kann, wurde 1996 die *Internationale Fördergemeinschaft Rudolf Steiner Archiv* begründet.

Für weitere Informationen oder kostenlose Verzeichnisse wenden Sie sich bitte an:

Rudolf Steiner Verlag
St. Johanns-Vorstadt 19–21
CH–4056 Basel
verlag@steinerverlag.com

www.steinerverlag.com

Rudolf Steiner Archiv
Postfach 348
CH–4143 Dornach 1

www.rudolf-steiner.com

WANDTAFELZEICHNUNGEN

zum Heileurythmiekurs
in Dornach
vom 12. bis 17. April 1921

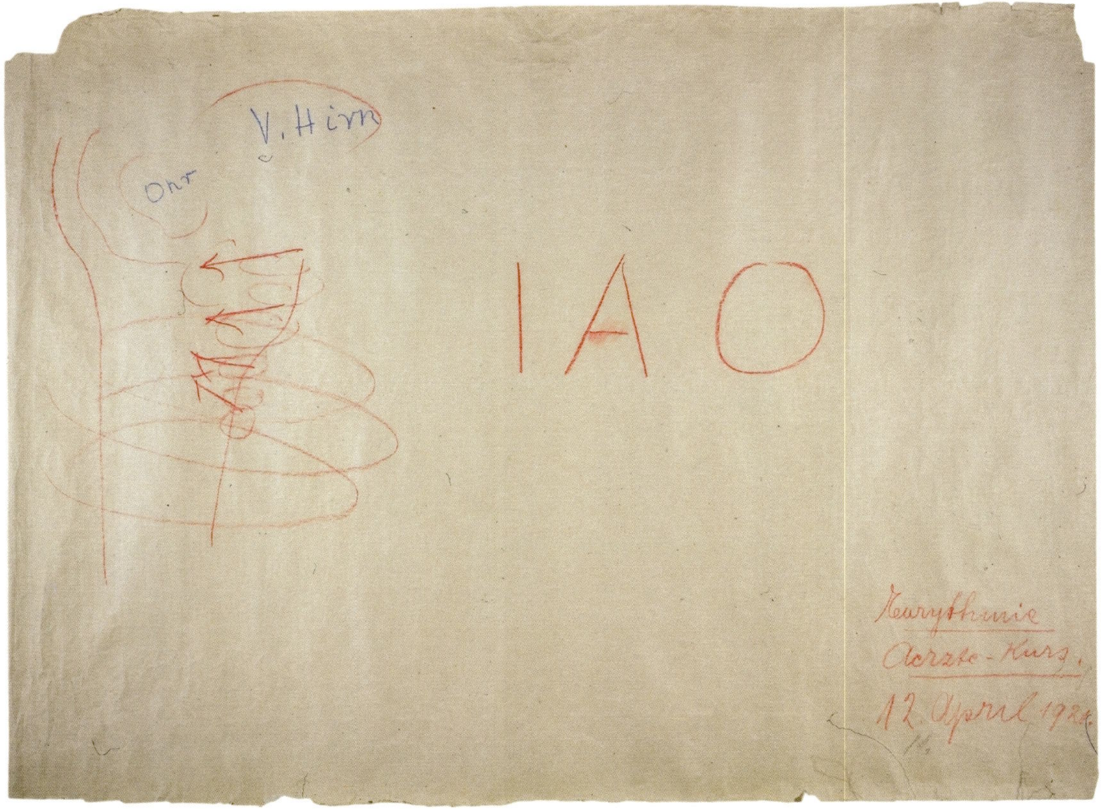

Tafel 1 12. April 1921

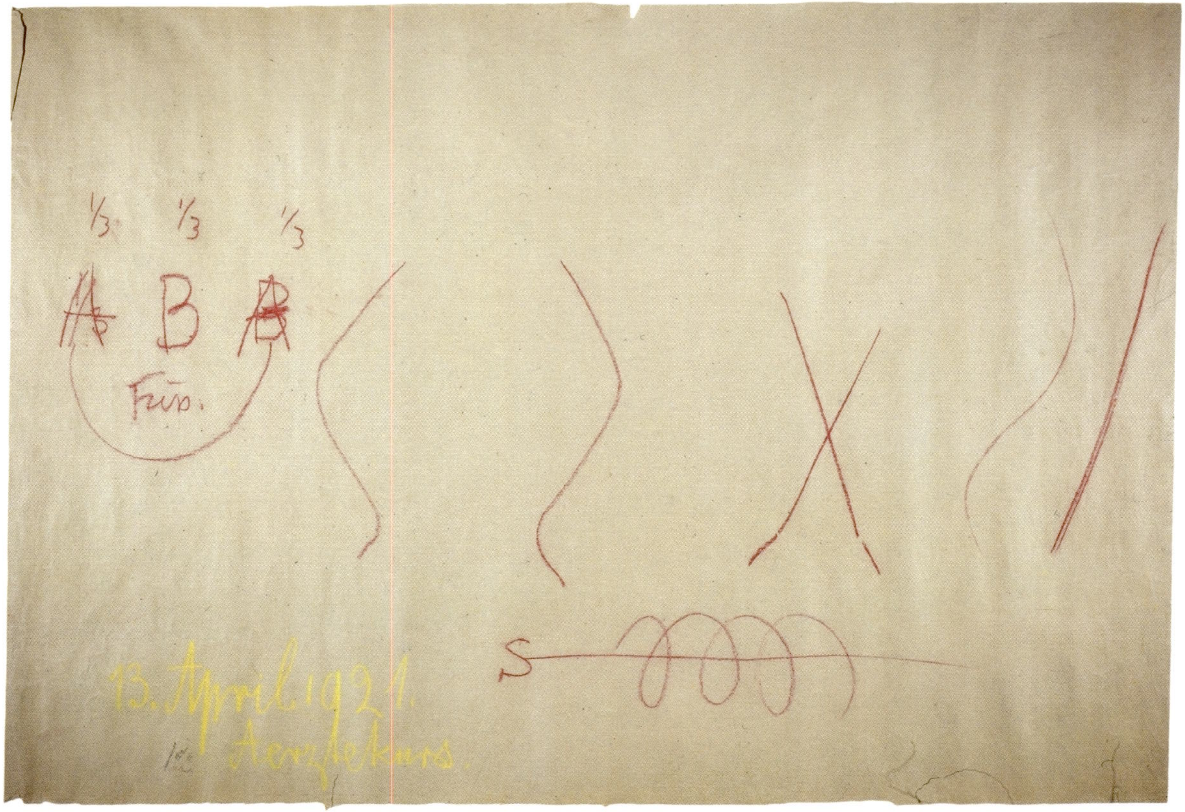

TAFEL 2 13. APRIL 1921

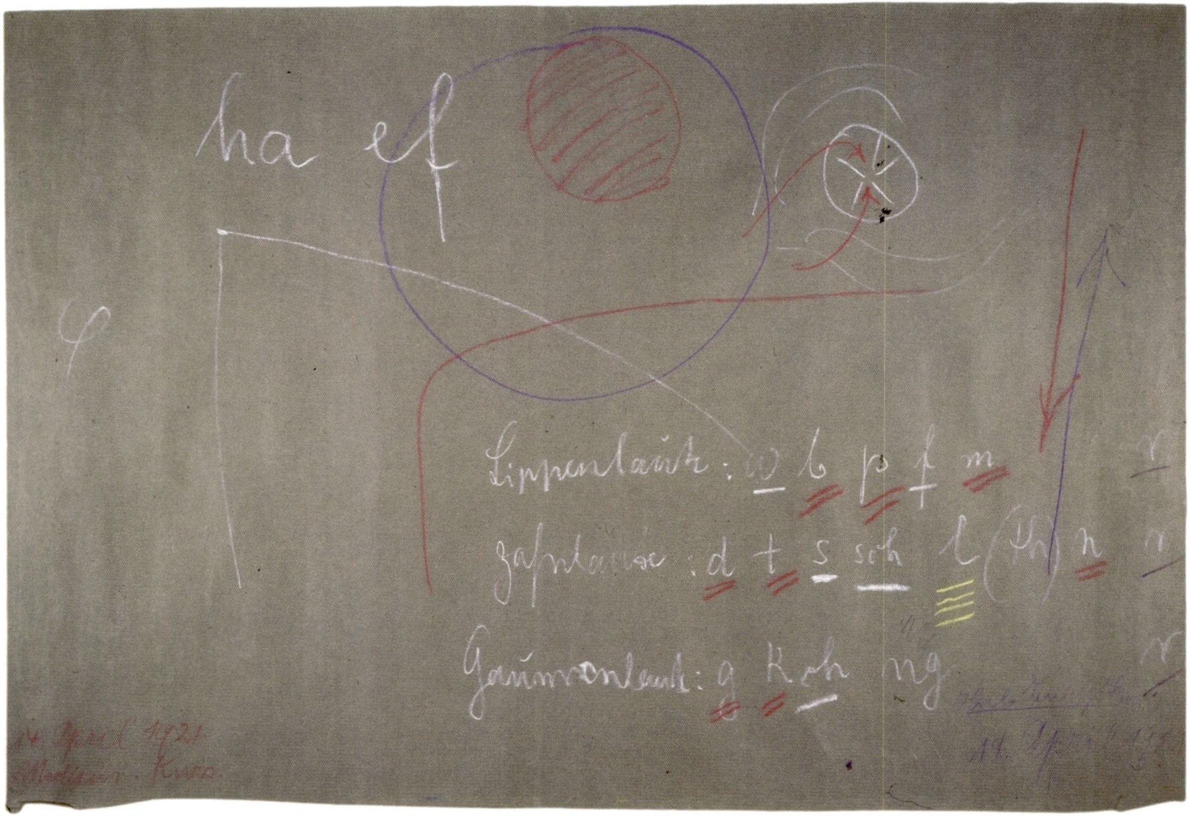

TAFEL 3 14. APRIL 1921

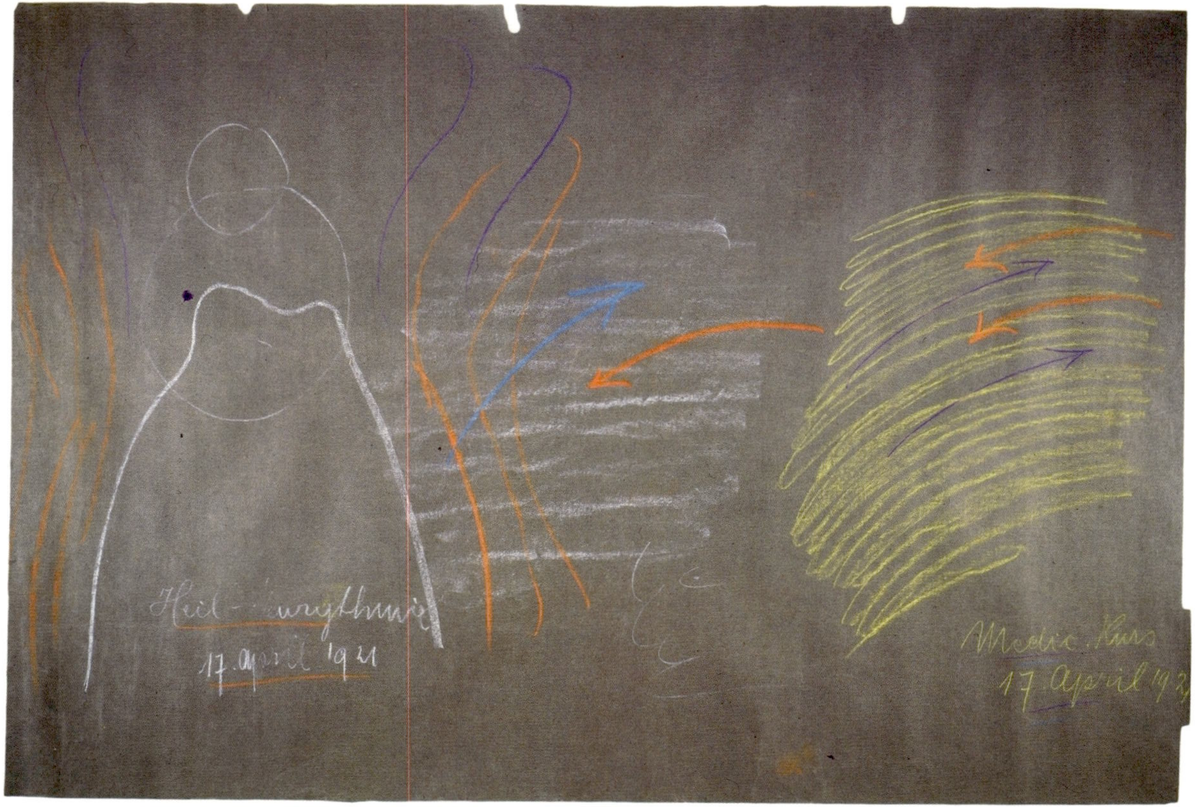

TAFEL 4 17. APRIL 1921